解剖

スケール

疾患

症状

検査

治療

薬剤

略語

CONTENTS

腎・泌尿器でよくみる症状

腎・泌尿器でよく使う薬剤

‖ 豆 知 識

装丁・本文デザイン：スタジオダンク　本文イラスト：NASYUKA　DTP制作：林 慎悟

腎・泌尿器の解剖生理

腎臓

 腎臓は第12胸椎（T12）～第3腰椎（L3）の高さの背中側に、左右1つずつある。血液中の老廃物を取り除き、尿を生成して体内の恒常性を維持するはたらきをもつ。

背面から見たところ

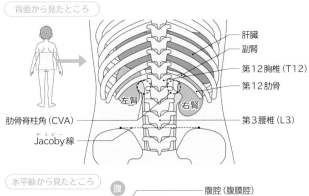

- 肝臓
- 副腎
- 第12胸椎（T12）
- 第12肋骨
- 肋骨脊柱角（CVA）
- 第3腰椎（L3）
- 左腎
- 右腎
- Jacoby線

水平断から見たところ

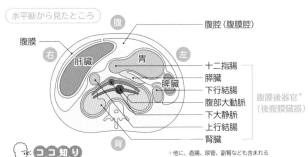

- 腹腔（腹膜腔）
- 腹膜
- 腹
- 右
- 左
- 肝臓
- 胃
- 脾臓
- 十二指腸
- 膵臓
- 下行結腸
- 腹部大動脈
- 下大静脈
- 上行結腸
- 腎臓
- 腹膜後器官* （後腹膜臓器）
- 背

ココ知り

* 他に、直腸、尿管、副腎なども含まれる

- 右腎は肝臓の真下にあるため、左腎より2～3cm低い位置にある。
- 泌尿器系の臓器は腹膜の外に存在しており、腎臓と尿管は後腹膜腔に存在する後腹膜臓器である。

▶ 腎臓の構造

前面から見たところ

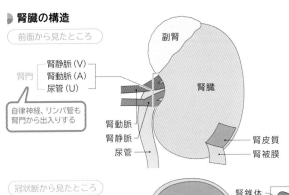

腎門 { 腎静脈（V） 腎動脈（A） 尿管（U） }

自律神経、リンパ管も腎門から出入りする

副腎

腎臓

腎動脈
腎静脈
尿管

腎皮質
腎被膜

冠状断から見たところ

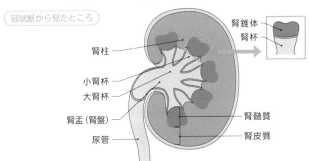

腎柱
小腎杯
大腎杯
腎盂（腎盤）
尿管

腎錐体
腎杯

腎髄質
腎皮質

▶ 血液・尿の流れ

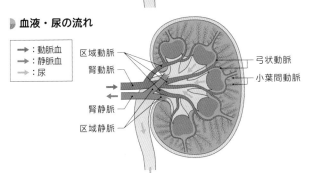

→：動脈血
→：静脈血
→：尿

区域動脈
腎動脈

腎静脈
区域静脈

弓状動脈
小葉間動脈

9

腎臓内部の解剖

 腎臓には約100万個のネフロンが存在し、血液から尿を生成している。腎小体は糸球体とボウマン嚢からなり、血液から原尿を生成している。

▶ネフロン

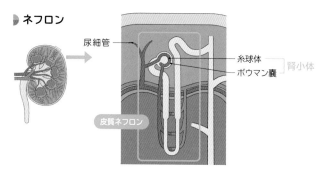

尿細管

糸球体
ボウマン嚢 〕腎小体

皮質ネフロン

▶腎小体

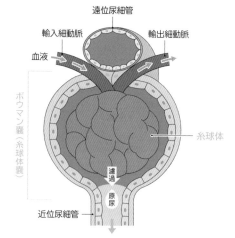

遠位尿細管

輸入細動脈　　　　　　輸出細動脈

血液

ボウマン嚢（糸球体嚢）

糸球体

濾過

原尿

近位尿細管

副腎

 副腎とは両腎の上側に位置し、皮質と髄質がある。

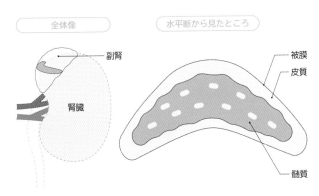

全体像

水平断から見たところ

- 副腎
- 腎臓
- 被膜
- 皮質
- 髄質

▶ 副腎では、ステロイドホルモンやカテコラミンを分泌する。

▶ 副腎皮質では、血圧や体内の塩分、水分バランスを調節するアルドステロン、生命に必要不可欠なコルチゾール、男性ホルモンのアンドロゲンをつくっている。

▶ 副腎髄質では、血圧上昇やブドウ糖の生成を促進させるノルアドレナリンやアドレナリンがつくられる。

デキナース

- 泌尿器外科では、副腎腫瘍の手術を行うことがある。副腎腫瘍の一種に褐色細胞腫（》p.47）があり、カテコラミンを過剰産生する腫瘍によって高血圧、頻脈、高血糖、発汗過多を起こす疾患である。
- 術前より血圧コントロール、血糖コントロールが必要となるため、医師の指示に従って対処する。
- 褐色細胞腫の場合、メトクロプラミドは急激な昇圧をきたす可能性があるため、使用が禁忌である。
- 術後、腫瘍を取り除くと急に低血圧となるため、モニタリングを行い、変動に注意する。

尿管・膀胱

✎ 尿管とは、腎盂から膀胱までをつなぐ管で、3か所の生理的狭窄部が存在する。上部尿路に分けられる。

膀胱とは、尿を一時的に貯留するための伸縮性のある袋状の臓器である。下部尿路に分けられる。

▶ 尿管の走行

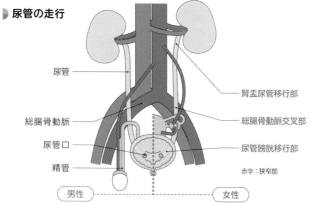

尿管

腎盂尿管移行部

総腸骨動脈

総腸骨動脈交叉部

尿管口

尿管膀胱移行部

精管

赤字：狭窄部

男性 —————————— 女性

▶ 膀胱の構造

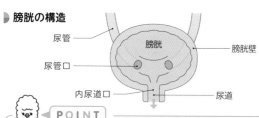

尿管

膀胱

膀胱壁

尿管口

内尿道口

尿道

POINT

◉ 膀胱容量は平均で 300 ～ 500 mL 程度であり、約 150 ～ 200 mL 程度で尿意を感じるようになる。

◉ 排尿時は膀胱壁の排尿筋は収縮し、尿道括約筋が弛緩する（≫ p.55）。

尿道

✎ 尿道は尿を排泄する臓器であり、男性と女性で構造が異なる下部尿路に分けられる。

男性（冠状断から見たところ）

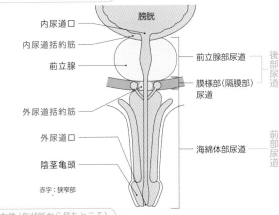

- 膀胱
- 内尿道口
- 内尿道括約筋
- 前立腺
- 外尿道括約筋
- 外尿道口
- 陰茎亀頭

赤字：狭窄部

- 前立腺部尿道
- 膜様部（隔膜部）尿道
- 後部尿道
- 海綿体部尿道
- 前部尿道

女性（矢状断から見たところ）

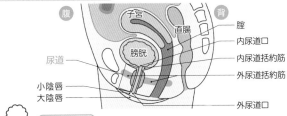

- 腹
- 背
- 子宮
- 直腸
- 腟
- 膀胱
- 内尿道口
- 内尿道括約筋
- 尿道
- 外尿道括約筋
- 小陰唇
- 大陰唇
- 外尿道口

POINT

⊙ 男性の尿道は約15〜20cmであるのに比べ、女性の尿道は約2.5〜4cmと短いため、尿道口からの逆行性尿路感染を起こしやすい。

前立腺・精巣

 前立腺とは、膀胱の下に位置している男性のみにあるクルミ大の大きさの臓器である。精巣とは、男性のみにある生殖器である。

▶前立腺

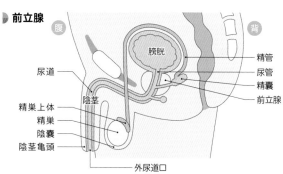

腹　背

膀胱
精管
尿道
尿管
精嚢
前立腺
陰茎
精巣上体
精巣
陰嚢
陰茎亀頭
外尿道口

▶精巣

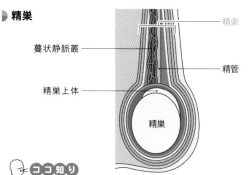

精索
蔓状静脈叢
精管
精巣上体
精巣

ココ知り

- 前立腺では、精子の運動や受精に不可欠な栄養素を含んでいる前立腺液や、前立腺がんの腫瘍マーカーであるPSAを産生している。
- 精巣では、精子や男性ホルモンであるテストステロンを産生している。

血尿・痛みの評価

血尿スケール・ペインスケール

🔹 血尿スケール

▶ 目視で判断できる肉眼的血尿が出現した場合は、血尿スケールに沿って評価を行う。

多い ←──── **血液の含有量** ────→ 少ない

5	4	3	2	1
Ht 5%	Ht 1%	Ht 0.5%	Ht 0.25%	Ht 0.1%

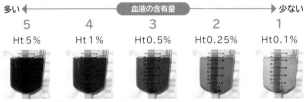

（画像提供：聖路加国際病院ナースマネジャー 黒木ひろみ氏）

デキナース

- 血尿スケール値が高い場合、膀胱洗浄や止血薬の使用、止血術などの手術も考慮されるため、血尿が出ている場合はすみやかに先輩ナースや医師に報告する。
- 「いつごろから血尿が出ているか」も重要な指標となるため、患者から情報収集を行う（» **p.71**）。

🔹 ペインスケール

▶ がん性疼痛や術後疼痛を評価するために、痛みのスケールが用いられる。患者が表現しやすいスケールを選択する。

VAS　視覚的にとらえる

- 患者に10cmの水平な直線の上に指を置いてもらい、痛みの程度を数値化する

評価法 直線上で痛みがない場合を「左端」、最悪の痛みを「右端」として、現在の痛みを示してもらう。

├─────────────────────────────┤

痛みが
ない
0

10cmのスケールを使用

想像できる
最大の痛み
100（10）

NRS

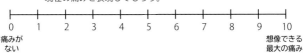

口答でできて簡易的

- 痛みの程度を0から10の数字で表す

評価法 今までで一番の痛みを「10」、まったく痛みがない状態を「0」として、現在の痛みを表現してもらう。

| 0 | 1 | 2 | 3 | 4 | 5 | 6 | 7 | 8 | 9 | 10 |

痛みが
ない

想像できる
最大の痛み

デキナース

- NRSは鎮痛薬を使用する前後や、体動時と安静時の痛みの程度といった痛みの差を評価しやすい。
- 鎮痛薬の除痛効果などをみるために、経時的に評価を行うことが重要である。

FPS

小児・高齢者に有用

- 人間の表情を示した「笑顔」から「泣き顔」までの6段階のイラストを用いて、痛みの程度を表す

評価法 自分の状態に最も近い顔を選んでもらう。

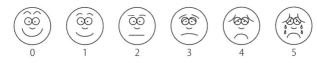

| 0 | 1 | 2 | 3 | 4 | 5 |

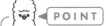

POINT

- 痛みは主観的なものであるため、痛みの感じ方や程度には個人差がある。
- 患者の主観的な痛みの程度を測る物差しとして、各種スケールを用いて評価する。

CTCAE

膀胱がんや前立腺がん、腎盂がん、尿管がんの患者は、がん薬物療法（>> p.139）を行うことがある。がん薬物療法によるさまざまな有害事象（AE、副作用）を評価するために有害事象共通用語規準（CTCAE）を使い、程度の判定を行う。

▶ CTCAEは、世界共通で使用されることを意図して作成された評価基準である。
▶ Gradeの数字が高いほど重症であることを示す。

Grade	有害事象の重症度
1	軽症：症状がない、または軽度の症状がある、臨床所見または検査所見のみ、治療を要さない
2	中等症：最小限／局所的／非侵襲的治療を要する、年齢相応の身の回り以外の日常生活動作の制限[*1]
3	重症または医学的に重大であるが、ただちに生命を脅かすものではない、入院または入院期間の延長を要する、身の回りの日常生活動作の制限[*2]
4	生命を脅かす、緊急処置を要する
5	AEによる死亡

[*1] 身の回り以外の日常生活動作（instrumental ADL）とは、食事の準備、日用品や衣服の買い物、電話の使用、金銭の管理などをさす
[*2] 身の回りの日常生活動作（self care ADL）とは、入浴、着衣・脱衣、食事の摂取、トイレの使用、薬の内服が可能で、寝たきりではない状態をさす

デキナース
● がん薬物療法中の患者は日常的に採血を行うため、検査値が前回と変化していないかを確認するだけでなく、CTCAEを用いてGradeの評価を行い、アセスメントする。
● 副作用として消化器症状が出現しやすいため、悪心や食欲不振、下痢のGradeが高い患者には食事調整が必要か、制吐薬や整腸薬の内服希望があるかなどを情報収集し、悪化しないよう努める。

CTCAEの主な項目

有害事象	Grade1	Grade2	Grade3	Grade4
白血球減少 WBC(/mm³)	3,300～3,000	3,000～2,000	2,000～1,000	<1,000
好中球数減少 Neut(/mm³)	2,000～1,500	1,500～1,000	1,000～500	<500
貧血 Hgb(g/dL)	男性：13.7～10 女性：11.6～10	10.0～8.0	<8.0：輸血を要する	生命を脅かす、緊急処置を要する
血小板数減少 PLT(/mm³)	158,000～75,000	75,000～50,000	50,000～25,000	<25,000
悪心	摂食習慣に影響のない食欲低下	顕著な体重減少、脱水または栄養失調を伴わない経口摂取量の減少	カロリーや水分の経口摂取が不十分、経管栄養/TPN/入院を要する	—
食欲不振	摂食習慣の変化を伴わない食欲低下	顕著な体重減少や栄養失調を伴わない摂食量の変化、経口栄養剤による補充を要する	顕著な体重減少または栄養失調を伴う（例：カロリーや水分の経口摂取が不十分）、静脈内輸液/経管栄養/TPNを要する	生命を脅かす、緊急処置を要する
手掌・足底発赤知覚不全症候群（手足症候群）	疼痛を伴わない軽微な皮膚の変化または皮膚炎（例：紅斑、浮腫、角質増殖症）	疼痛を伴う皮膚の変化（例：角層剥離、水疱、出血、亀裂、浮腫、角質増殖症）、身の回り以外の日常生活動作の制限	疼痛を伴う高度の皮膚の変化（例：角層剥離、水疱、出血、亀裂、浮腫、角質増殖症）、身の回りの日常生活動作の制限	—

有害事象	Grade 1	Grade 2	Grade 3	Grade 4
下痢	ベースラインと比べて<4回/日の排便回数増加；ベースラインと比べて人工肛門からの排泄量が軽度に増加	ベースラインと比べて4-6回/日の排便回数増加；ベースラインと比べて人工肛門からの排泄量の中等度増加；身の回り以外の日常生活動作の制限	ベースラインと比べて7回以上/日の排便回数増加；入院を要する；ベースラインと比べて人工肛門からの排泄量の高度増加；身の回りの日常生活動作の制限	生命を脅かす；緊急処置を要する

Grade 5 はすべて省略

有害事象共通用語規準 v5.0 日本語訳 JCOG 版より引用、改変

JCOG ホームページ　https://www.jcog.jp/（2024.4.10.アクセス）

 ココ知り

手足症候群

- 分子標的治療薬の副作用で多くみられる。
- 手掌や足底の皮膚に生じる発赤、腫脹、色素沈着、水疱、しびれ、疼痛、爪の変形や色素沈着など、手足の皮膚細胞が障害されることで起こる。
- 予防として、刺激を避けること、保湿剤などを使用して保湿することが重要である。

糸球体疾患

糸球体腎炎

 糸球体がさまざまな要因からはたらきを障害され、糸球体濾過量(GFR)が低下し、尿中にタンパクや赤血球が多く含まれてしまう疾患である。

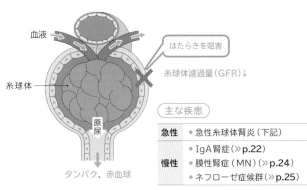

血液

はたらきを阻害

糸球体

糸球体濾過量(GFR)↓

原尿

タンパク、赤血球

主な疾患

急性	● 急性糸球体腎炎(下記)
慢性	● IgA腎症(≫p.22)
	● 膜性腎症(MN)(≫p.24)
	● ネフローゼ症候群(≫p.25)

急性糸球体腎炎

▶ 溶血性レンサ球菌感染によりできた抗原や、抗体により活性化された好中球や補体が糸球体に沈着することで生じる(Ⅲ型アレルギー)。3〜10歳の男児に好発。

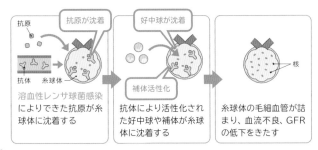

抗原

抗原が沈着

好中球が沈着

核

抗体　糸球体

補体活性化

溶血性レンサ球菌感染によりできた抗原が糸球体に沈着する

抗体により活性化された好中球や補体が糸球体に沈着する

糸球体の毛細血管が詰まり、血流不良、GFRの低下をきたす

▶ 症状

急性	● 腎予後は良好で、3〜6か月で治癒することが多い ● 潜伏期（〜10日）：咽頭炎、扁桃炎 ● 乏尿期（〜数日）：乏尿、血尿、高血圧、浮腫 ● 利尿期（数日〜1週間）：尿量増加
慢性	● 血尿、タンパク尿、浮腫、倦怠感、頭痛

▶ 検査・診断

血液 検査	BUN↑、 Cr↑、K↑
尿検査	血尿、 タンパク尿
腎生検	確定診断

▶ 治療

急性	● 溶連菌に対し、ペニシリン系抗菌薬投与 ● （必要時）血圧管理、利尿薬投与
慢性	● 腎・薬物療法（ステロイド、免疫抑制薬） ● 食事療法 ● 血漿交換、血液吸着療法

▶ 看護

観察ポイント	● 体温　　　● 血圧　　　● 尿（量・性状） ● 体重　　　● 浮腫　　　● 動脈触知（足背動脈） ● 感冒症状（咽頭痛、鼻汁、喀痰の量や性状） ● 血液検査値（BUN、Cr、K、CRP、GFRなど） ● 尿検査値（潜血、タンパクなど）
日常生活での 注意点	● 食事療法：乏尿期では特に塩分・タンパク質制限、水分制限を行う ● 安静保持：乏尿期は安静が必要。就業や登校はせず、原則入院加療となる

POINT

◉ なぜ安静が必要？
→ 安静にすることで腎血流量の増加を防ぐことができ、糸球体濾過機能を維持することができる。

◉ 慢性期では、生活習慣への援助（運動習慣・食事制限・服薬・受診）が重要になる。

IgA腎症

 糸球体に免疫グロブリンA（IgA）が沈着し、糸球体壁の肥厚や炎症が生じる。経過は緩やかだが、診断後20年で約40%が末期腎不全へ進行する。慢性糸球体腎炎の一種で膜性増殖性糸球体腎炎の1つであり、指定難病である。

▶ 症状

▶ 無症状が多い。
- 感冒時、肉眼的血尿（IgA沈着により糸球体の炎症）
- タンパク尿（ネフローゼ症候群を呈することもある）

▶ 検査・診断

血液検査	BUN↑、Cr↑、K↑ Alb↓、LDL↑
尿検査	血尿、潜血、タンパク尿
腎生検	確定診断

▶ 治療

- ステロイド療法（ステロイドパルス療法、経口ステロイド療法）（»p.173）
- 免疫抑制薬内服（»p.177）
- 支持療法（利尿薬 »p.176、脂質異常症改善薬、RA系阻害薬、抗血小板薬など）
- 扁桃摘出術＋ステロイドパルス療法

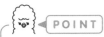

- IgAは、中咽頭にある口蓋扁桃で感冒時などに産生される。慢性扁桃炎により異常IgAが作成される場合に限り、扁桃摘出術＋ステロイドパルス療法が行われる。

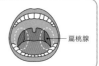

扁桃腺

看護

観察ポイント	● 血圧　　● 尿（量・性状） ● 体重　　● 浮腫 ● 動脈触知（足背動脈） ● 血液検査値（BUN、Cr、K、GFR、IgA など） ● 尿検査値（潜血、タンパクなど） ● ステロイド / 免疫抑制薬の副作用 　→感冒症状、消化器症状、満月様顔貌、精神症状、不眠など ● 扁桃摘出術後 　→創部出血、創部感染徴候（熱感、腫脹、排膿）、創部痛（前頸部の冷罨法で緩和）、呼吸状態（SpO_2、呼吸回数、呼吸困難）
日常生活での注意点	● **感染対策**：ステロイドや免疫抑制薬の内服に伴い易感染状態にあるため、感染対策を行い、腎炎の増悪やネフローゼ症状の再発を予防する。扁桃摘出後は、口腔内創部の感染予防のため、含嗽薬を使用し、口腔内清潔を保つ ● **食事療法**：必要時のみ塩分・タンパク質制限、水分制限を行う。扁桃摘出術後（10日〜2週間程度）は、硬い食べ物を避ける ● **その他**：体重管理、血圧管理、禁煙、運動など

ココ知り

慢性糸球体腎炎

● 糸球体の炎症によって、タンパク尿や血尿が長期間（1年以上）続く疾患の総称。慢性糸球体腎炎は腎臓病のなかで最も多い。

IgA

● 免疫グロブリンの約15〜20％を占め、血清や鼻汁、涙腺、唾液、気道粘膜、腔、母乳などの外分泌液中に存在する。血液中や粘膜などの局所で免疫系を担う。急性上気道炎や急性消化管感染などの感冒時に、IgAの血中濃度が高くなることで糸球体に炎症が起こり、血尿を生じる。

膜性腎症（MN）

 糸球体に免疫グロブリンG（IgG）が沈着し、糸球体基底膜が肥厚する。高齢者に多く、ステロイドの効果は低く、難治性であるが、腎不全への移行は比較的少ない。

▶ 原因

- **一次性**：約80%が一次性だが、原因抗原は不明
- **二次性**：悪性腫瘍、感染症（HBV、HCV）、自己免疫疾患（関節リウマチ）など原因抗原が除去できれば治癒する

▶ 症状

- 浮腫
- 体重増加
- ネフローゼ症候群

▶ 検査・診断

血液検査	BUN↑、Cr↑、K↑、Alb↓、LDL↑、GFR↓
尿検査	高度タンパク尿
腎生検	確定診断

▶ 治療

- ステロイドと免疫抑制薬の併用（腎機能低下の予防）
- 支持療法（利尿薬、脂質異常症改善薬、RA系阻害薬、抗血小板薬など）

▶ 看護

観察ポイント	● 血圧 ● 尿（量・性状） ● 体重 ● 浮腫 ● 動脈触知（足背動脈） ● 血液検査値（BUN、Cr、K、GFR、Alb、LDLなど） ● 尿検査値（タンパクなど） ● ステロイド/免疫抑制薬の副作用 　→感冒症状、消化器症状、満月様顔貌、精神症状、不眠など
日常生活での注意点	● **感染対策**：感染によるネフローゼ症候群の再発を予防 ● **食事療法**：必要時のみ塩分・タンパク質制限、水分制限を行う ● **その他**：体重管理、血圧管理、禁煙、運動など

ネフローゼ症候群

 さまざまな要因で糸球体障害が生じ、タンパク質が尿中に漏出することで、症状（下記）を引き起こす。

高度タンパク尿	低タンパク血症	脂質異常症
糸球体濾過機能が低下し、大量のタンパク質が尿中に漏出	血中のタンパク質が不足。血管内に水分を引き寄せ、保持できない（全身性浮腫）	タンパク質をつくろうと肝臓でAlb合成が亢進。同時にLDLコレステロールも合成

▶ 分類・原因

原発性（一次性）	微小変化型ネフローゼ症候群（MCNS）	● 腎生検での糸球体病変は微小だが、突然全身性浮腫などの症状を呈する ● 再発をくり返すが、腎不全に移行することはまれ ● 小児〜若年に多い
	膜性腎症（MN）	● 糸球体にIgGが沈着し、糸球体壁が肥厚する ● ステロイドが効きにくく、腎予後は不良 ● 成人（高齢者）に多い
	巣状分節性糸球体硬化症（FSGS）	● 糸球体の一部分が巣状、分節状に硬化する ● ステロイドが効きにくく、腎予後は不良
	膜性増殖性糸球体腎炎（MPGN）	● 糸球体でメサンギウム細胞が増加し、糸球体基底膜が肥厚する ● 難治性で腎予後は不良 ● 若年に多い
続発性（二次性）		● 糖尿病性腎症、ループス腎炎、腎アミロイドーシス、悪性腫瘍、腎毒性物質などで糸球体病変を生じる

▶ 症状

● 高度タンパク尿（尿の泡立ち）
● **低タンパク血症**：急激な浮腫（眼瞼、腹部周囲、上下肢、男性では陰嚢）、体重増加、乏尿、胸水、肺水腫、腹水
● **脂質異常症**：心筋梗塞や脳梗塞のリスクが高まる
● **血栓形成**：深部静脈血栓症（DVT）や肺血栓塞栓症（PTE）のリスクが高まる

▶ 検査・診断

血液検査	BUN↑、Cr↑、GFR↓、K↑、Alb↓、TP↓、LDL↑
尿検査	タンパク尿
腎生検	確定診断

▶ 治療

- ステロイド療法
- 免疫抑制薬の内服
- アルブミン投与
- 支持療法（利尿薬、脂質異常症改善薬、RA系阻害薬、抗血小板薬など）

▶ 看護

観察ポイント	● 血圧　　　● 尿（量・性状）　　● 体重 ● 浮腫（増強があれば下肢の下垂は避ける） ● 動脈触知（足背動脈）　● 皮膚の状態 ● 胸水、肺水腫があれば呼吸状態（SpO$_2$、呼吸回数、肺音、呼吸困難） ● 血栓徴候（ホーマンズ徴候、呼吸困難、局所的な疼痛） ● ステロイド/免疫抑制薬の副作用 　→感冒症状、消化器症状、満月様顔貌、精神症状、不眠など ● 血液検査値（BUN、Cr、GFR、K、Alb、LDL、D-Dなど） ● 尿検査値（タンパクなど）
日常生活での注意点	● **感染対策**：感染によるネフローゼの再発を予防する ● **食事療法**：必要時のみ塩分・タンパク質制限、水分制限を行う ● **その他**：体重管理、血圧管理、禁煙、運動など

ココ知り

- ネフローゼは「症候群」であるため、疾患の名前ではない。このなかに数多くの原疾患が含まれている。

デキナース

- 低タンパク血症による循環血液量の低下や、浮腫による皮膚脆弱化から、褥瘡のリスクが高くなる。臥床傾向にある患者は、褥瘡好発部位の観察や適宜体位変換を行う。

尿細管性アシドーシス（RTA）

尿細管の障害により、尿細管でのHCO₃⁻の再吸収やH⁺の分泌が不十分となり、代謝性アシドーシスをきたす。

尿細管・間質性疾患とは

▶ 水や電解質の再吸収・分泌を行う尿細管が障害され、酸塩基平衡や電解質に異常をきたす。

▶ 尿細管周囲の間質で炎症が生じ、尿細管機能異常をきたす。

（主な疾患）

● 尿細管性アシドーシス（RTA）（下記参照）

● 尿細管間質性腎炎（» p.29）

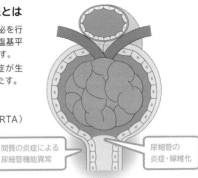

間質の炎症による尿細管機能異常

尿細管の炎症・線維化

尿細管性アシドーシスの分類

種類	I型RTA（遠位尿細管型）	II型RTA（近位尿細管型）	IV型RTA
病理（» p.44）	集合管でH⁺分泌が障害される	近位尿細管でHCO₃⁻再吸収が障害される	アルドステロンの作用が低下し、集合管でのH⁺分泌が障害される
原因疾患	シェーグレン症候群薬剤性腎障害	多発性骨髄腫ウィルソン病	糖尿病性腎症アジソン病尿細管間質性腎炎
血液検査値	pH↓、HCO₃⁻↓、CL⁻↑、Ca↓、K↓	pH↓、HCO₃⁻↓、CL⁻↑、K↓	pH↓、HCO₃⁻↓、CL⁻↑、K↑
尿検査値	pH↑	pH↓	—
症状	低K血症、腎石灰化、尿路結石、成長障害、くる病、骨軟化症	低K血症、成長障害、くる病、骨軟化症	高K血症低Na血症

▶ 低カリウム血症の症状

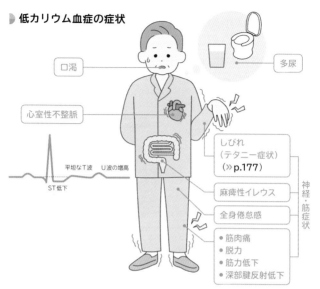

口渇

多尿

心室性不整脈

平坦なT波　　U波の増高

ST低下

しびれ
（テタニー症状）
（》p.177）

麻痺性イレウス

全身倦怠感

● 筋肉痛
● 脱力
● 筋力低下
● 深部腱反射低下

神経・筋症状

▶ 治療

- 原疾患の治療
- アシドーシスの補正（炭酸水素Naの内服など）
- 高K血症治療薬の内服

▶ 看護

観察ポイント	● 血圧　　● 尿（量・性状）　　● 体重 ● 低K血症　　● 高K血症
日常生活での 注意点	● **食事療法**：低K血症、高K血症を生じている場合はK摂取量 を調整する（野菜、果物、海藻類など） ● **その他**：体重管理、血圧管理、禁煙、運動など

尿細管間質性腎炎

尿細管と間質に炎症をきたす。急性尿細管間質性腎炎（尿細管や間質の炎症）と慢性尿細管間質性腎炎（尿細管の萎縮、間質の線維化）に分類される。

原因

- 薬剤性腎障害（抗菌薬や抗がん薬など）
- 腎盂腎炎
- 全身感染症（SLEやウイルス感染など）
- 自己免疫疾患
- その他（尿路閉塞、糸球体疾患、腎移植後の拒絶反応など）

> 自己免疫疾患が原因であれば早期発見にて寛解を見込める（その他は原疾患によるため、腎予後が推測できない）

症状

▶ 無症状が多い。
▶ 急性尿細管間質性腎炎では、全身倦怠感や腰背部痛をきたすことがある。
▶ 薬剤性であれば、同時に皮疹、関節痛、発熱などの症状を認める。

治療

- 原因薬物の中止
- 原因疾患の治療
- 重症事例にはステロイド療法

検査・診断

血液検査	CRP↑、BUN↑、Cr↑、GFR↓
尿検査	タンパク尿、潜血、膿尿
腎生検	確定診断

看護

観察ポイント	・体温　　・血圧　　・尿（量・性状） ・体重　　・浮腫　　・動脈触知（足背動脈） ・腰背部痛　・全身倦怠感 ・血液検査値（BUN、Cr、CRP、GFRなど） ・尿検査値（潜血、タンパクなど）
日常生活での注意点	・感染対策：感染症による腎炎の増悪を予防する ・その他：体重管理、血圧管理、禁煙、運動など

疾患
尿細管性アシドーシス／尿細管間質性腎炎

腎血管性高血圧

 さまざまな要因により生じた腎動脈の狭窄により、腎血流が低下し、レニン・アンジオテンシン・アルドステロン系が亢進し、高血圧をきたす。

▶ 腎血管系疾患とは

▶ 高血圧や血管炎などの要因により腎血管障害が生じ、さまざまな疾患が引き起こされる。

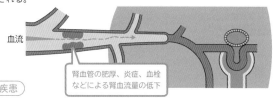

血流

腎血管の肥厚、炎症、血栓などによる腎血流量の低下

(主な疾患)

- 腎血管性高血圧（下記）
- 高血圧性腎硬化症（»p.32）
- 血栓性微小血管症（TMA）（»p.33）

▶ 原因

- 動脈硬化（脂質異常症、糖尿病などの生活習慣病）
- 動脈の炎症（血管炎、多発血管炎など）
- 血管内異物形成（血栓塞栓症など）
- 線維筋性異形成（若年女性に多い）

▶ 症状

- 高血圧
- 頭痛
- 頭重感

▶ 検査・診断

血液検査	血漿アルドステロン濃度（PAC）↑、血漿レニン活性（PRA）↑、Na↑、K↓
聴診	腹部で血管雑音聴取（ビュイ、ビュイという音）
腹部超音波検査	腎臓に左右差
腎動脈造影検査	腎動脈狭窄部の血流異常

▶ 治療

- 経皮経管的腎動脈形成術（PTRA）
- **薬物療法**：動脈硬化による腎血管性高血圧は、主に降圧薬（ACE阻害薬、RA系阻害薬）で管理する

（ 経皮経管的腎動脈形成術（PTRA） ）

▶ 線維筋性異形成による腎血管性高血圧の第一選択治療である。

▶ 大腿動脈よりバルーンカテーテルを挿入し、狭窄部を拡張する。

▶ 再狭窄を防ぐため、バルーンでの拡張後にステント留置する場合もある。

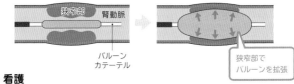

▶ 看護

観察ポイント	● 血圧 ● 高血圧随伴症状（頭痛、気分不快、めまいなど） ● 胸部症状（動悸、胸部絞扼感など） ● 腹部聴診（血管雑音の有無） ● 尿（量・性状） ● 浮腫 ● 体重 ● 低カリウムに伴う症状（不整脈、脱力感、下痢など） ● 血液検査値（BUN、Cr、K、Na、PAC、PRA）
日常生活での注意点	● **食事療法**：カロリー、塩分制限を行う

なぜ低カリウムになる？

- レニン・アンジオテンシン・アルドステロン系の亢進に伴い、尿細管でのNa再吸収やK排泄が促進されるため。

疾患

腎血管性高血圧

高血圧性腎硬化症

 慢性的な高血圧により、腎臓の細小動脈に動脈硬化が起こり、腎機能の低下をきたす。自覚症状は少なく、ゆるやかに腎不全へ進行する。

▶ 症状

- 高血圧
- 脳卒中、虚血性心疾患、閉塞性動脈硬化症など多様な臓器障害

▶ 検査・診断

- 腎超音波検査：両側の腎萎縮

▶ 治療

- 薬物療法：血圧管理（ACE阻害薬、RA系阻害薬）

▶ 看護

観察ポイント	● 血圧 ● 尿（量・性状） ● 浮腫 ● 体重 ● 動脈触知（足背動脈） ● 知覚や神経異常 ● 胸部症状（動悸、胸部絞扼感など）
日常生活での注意点	● **食事療法**：カロリー、塩分制限を行う

 ココ知り

高血圧性腎硬化症のメカニズム

- 高齢の高血圧患者に好発する。
- 持続的な高血圧により、腎動脈が肥厚→腎動脈が狭窄→腎血流量低下→糸球体硬化・尿細管萎縮→腎機能低下を生じる。

血栓性微小血管症 (TMA)

 血管内皮細胞が傷害され、血管内に血栓が多発する病態。
赤血球の破壊をきたし、溶血性貧血を招く。

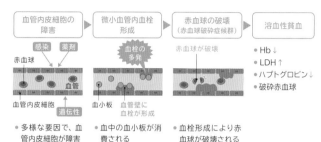

	血管内皮細胞の障害	微小血管内血栓形成	赤血球の破壊（赤血球破砕症候群）	溶血性貧血
	感染 薬剤 遺伝性	血栓の多発	赤血球が破壊	● Hb↓ ● LDH↑ ● ハプトグロビン↓ ● 破砕赤血球
	● 多様な要因で、血管内皮細胞が障害	● 血中の血小板が消費される	● 血栓形成により赤血球が破壊される	

▶ TMA をきたす代表疾患と症状・検査・診断・治療

	血栓性血小板減少性紫斑病（TTP）	溶血性尿毒症症候群（HUS）
症状	高度血小板減少、溶血性貧血、発熱、精神症状	中等度血小板減少、溶血性貧血、腎不全
検査・診断	血液検査：PLT↓、Hb↓、Cr↑	血液検査：PLT↓、Hb↓、Cr↑
治療	血漿交換	急性腎障害（AKI）に対する治療

小児に好発

▶ 看護

観察ポイント	● 尿（量・性状）　● 浮腫　● 体重 ● 出血症状（血尿、紫斑、口腔内出血、喀痰など） ● 貧血症状（めまい、倦怠感、頭痛など） ● 感染症状（発熱、感冒症状、尿路感染など） ● **血液検査値（PLT、Hb、LDH、間接ビリルビン、BUN、Cr、CRP）** など
日常生活での注意点	● 易出血状態にあるため、転倒や口腔粘膜損傷などに注意する ● 貧血によるめまいやふらつきがあれば安静、早期受診を促す ● 感染対策を行う

糖尿病性腎症

 高血糖状態が続くことで、糸球体血管の硬化が進行し、ネフローゼ症候群や慢性腎不全に至る。糖尿病三大合併症の1つで、神経障害、網膜症の後に発症する。
現在の日本における、透析導入原因の第1位である。

▶ 症状

- 高血糖
- 高血圧
- ネフローゼ症候群

▶ 検査・診断

血液検査	BUN↑、Cr↑、K↑、GFR↓、空腹時血糖 ≧126mg/dL、HbA1c≧6.5%
尿検査	微量アルブミン尿（＋）、高度タンパク尿

試験紙より感度の高い検査（尿生化学検査）により、高度タンパク尿を早期発見できる

▶ 治療

- **血糖管理**：血糖降下薬、インスリン
- **血圧管理**：ACE阻害薬、RA系阻害薬
- **腎不全へ移行した場合**：透析療法または腎移植

▶ 看護

観察ポイント	・血圧　　　　　　　・血糖値 ・尿（量・性状）　　・体重 ・浮腫（増強があれば、下肢の下垂は避ける） ・動脈触知（足背動脈） ・皮膚の状態 ・糖尿病症状（多尿、口渇、糖尿病神経障害、糖尿病網膜症、動脈硬化、糖尿病足病変など） ・血液検査値（BUN、Cr、K、GFR、Alb、LDL、HbA1cなど） ・尿検査値（タンパクなど）
日常生活での注意点	・**感染対策**：糖尿病患者は易感染で、尿糖や神経因性膀胱に伴い、尿路感染症を発症しやすいため、排尿症状があれば早期に受診する ・**食事療法**：カロリー・塩分・タンパク質・脂質制限を行う ・**その他**：体重管理、血圧管理、禁煙、運動など

全身性腎疾患

- 腎障害は代謝異常や循環器疾患、感染症など、腎臓以外の原因により続発的に生じることもある。
- 主な疾患として糖尿病性腎症、ループス腎炎（» p. 36）、腎アミロイドーシス（» p.37）がある。

微量アルブミン尿

- 尿試験紙で尿タンパクが陰性である時期に、試験紙より感度の高い方法で検査すると、アルブミンが通常より多く尿中に出ていることがわかる。早期に発見し、治療を開始することができる。

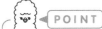

──── POINT ────

糖尿病患者は下記の理由から感染しやすいため、注意が必要である。

- ◎ 好中球や抗体などの免疫機能が低下する
- ◎ 動脈硬化による血流障害に伴い、免疫系が感染部位に到達しにくい（肺炎、尿路感染症、皮膚炎、歯肉炎など）
- ◎ 神経障害により炎症（疼痛や熱感など）に気づきにくいため、皮膚炎が重症化し、壊疽に移行することも多い

ループス腎炎

 全身性エリテマトーデス（SLE）で生じる臓器障害の１つ。予後は不良で、透析移行することが多い。

SLE の主な所見・症状

▶ 自己免疫疾患で、約90％以上がループス腎炎を発症する。

▶ 下記のように、全身にわたり多臓器障害を起こす。

- 高度タンパク尿
- 血尿
- 浮腫
- 精神・神経障害
- 顔面蝶形紅斑
- 口腔粘膜潰瘍
- 胸膜炎
- 心外膜炎
- 疣贅性心内膜炎
- 糸球体腎炎（ワイヤーループ病変）
- 日光過敏症
- 皮疹
- 関節炎

検査・診断

血液検査	BUN↑、Cr↑
尿検査	潜血、高度タンパク尿

治療

- 経口ステロイド療法、ステロイドパルス療法
- （必要時）免疫抑制薬内服、血漿交換療法を併用

看護

観察ポイント	● 血圧　　● 尿（量・性状）　　● 体重 ● 浮腫（増強があれば、下肢の下垂は避ける） ● 動脈触知（足背動脈）　　● 皮膚の状態 ● SLE の症状（上記） ● ステロイド / 免疫抑制薬の副作用 　→感冒症状、消化器症状、満月様顔貌、精神症状、不眠など ● 血液検査値（BUN、Cr、Alb、TP など） ● 尿検査値（潜血、タンパクなど）
日常生活での注意点	● 過労、ストレス、日光曝露、感染などは SLE の増悪因子であるため、十分に予防する

腎アミロイドーシス

 アミロイドーシスで生じる臓器障害の1つ。アミロイドタンパクが糸球体や血管壁に沈着し、腎機能障害をきたす。腎予後は不良だが、心アミロイドーシスに比較すると生命予後は良好。

▶ 原因

▶ 機序は不明な点が多いが、下記に併発して発症することがある。

- 結核などの感染症
- 関節リウマチ、ベーチェット病などの自己免疫疾患
- 慢性炎症性疾患
- 多発骨髄腫などの腫瘍性疾患
- 長期間の透析

▶ 症状

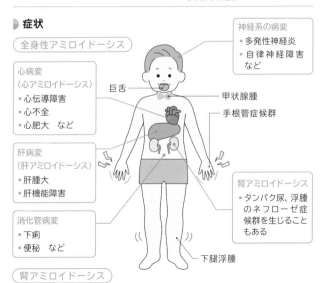

全身性アミロイドーシス

神経系の病変
- 多発性神経炎
- 自律神経障害 など

心病変
（心アミロイドーシス）
- 心伝導障害
- 心不全
- 心肥大 など

肝病変
（肝アミロイドーシス）
- 肝腫大
- 肝機能障害

消化管病変
- 下痢
- 便秘 など

巨舌

甲状腺腫

手根管症候群

腎アミロイドーシス
- タンパク尿、浮腫のネフローゼ症候群を生じることもある

下腿浮腫

腎アミロイドーシス

- ネフローゼ症候群（» p.25）

▶ 検査・診断

血液検査	BUN↑、Cr↑、GFR↓
尿検査	タンパク尿
腎生検	確定診断

▶ 治療

▶ 前駆タンパクの産生、アミロイドタンパクの沈着を抑制する。

▶ 根治的治療法は確立されていないため、臓器障害の対症療法を行う。

▶ 看護

観察ポイント	● 血圧 ● 尿（量・性状） ● 体重 ● 浮腫（増強があれば、下肢の下垂は避ける） ● 動脈触知（足背動脈） ● 皮膚の状態 ● アミロイドーシスの症状 　→心電図波形、胸部症状（動悸、胸部絞扼感）、全身倦怠感、 　　消化器症状、知覚異常など ● 血液検査値（BUN、Cr、K、GFR、Alb、LDL、D-Dなど） ● 尿検査値（タンパクなど）
日常生活での 注意点	● 感染対策：感染症による腎炎や原疾患の増悪を予防する ● その他：体重管理、血圧管理、禁煙、運動など

 ココ知り

アミロイドタンパク

● 前駆タンパクが変性してできる、線維状で難溶性のタンパク質。分解されにくく、臓器に沈着すると機能障害が生じる。

全身性アミロイドーシス

● 血液中の前駆タンパクが変性し、全身のさまざまな臓器にアミロイドタンパクが沈着する。

限局性アミロイドーシス

● 特定の臓器に限局してアミロイドタンパクが沈着する。

急性腎障害（AKI）

腎機能が急激に低下し、体液の恒常性が維持できなくなった状態。腎機能障害は可逆性である。

分類・原因

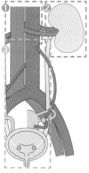

分類		原因
❶腎前性 急性腎障害	血流量不足	● 出血、脱水 　● 心不全 ● ショック（低血圧） ● 肝不全
❷腎性 急性腎障害	腎臓自体の障害	● 腎炎、急性尿細管壊死、膠原病など腎臓の炎症 ● 動脈硬化 ● 外傷による腎障害 ● アレルギー反応（薬物、毒物など）
❸腎後性 急性腎障害	尿流出の阻害	● 結石　　● 前立腺肥大 ● 悪性腫瘍による尿路の圧迫

症状・治療

▶ 必要時は腎代替療法を行う。

分類	症状		治療
腎前性 急性腎障害	● 腎機能低下：乏尿、代謝性アシドーシス、水・電解質異常 ● 尿毒症状：全身倦怠感、悪心・嘔吐、意識障害、けいれん	● 脱水症状：血圧低下、頻脈、体重減少	● 輸液、輸血
腎性 急性腎障害		● 体液過剰症状：高血圧、浮腫、うっ血性心不全、肺水腫、体重増加	● 利尿薬の投与 ● 腎毒性のある薬物を中止
腎後性 急性腎障害		● 水腎症：肋骨脊柱角（CVA）叩打痛、側腹部痛	● 外科的処置で尿路閉塞の解除

▶ 検査・診断

血液検査	Cr↑、BUN↑、K↑
腹部超音波検査	● 腎臓の大きさが正常〜やや大きくなる ● 腎後性急性腎障害では腎盂・尿管の拡張 ● 腹水
心臓超音波検査（心エコー）	心嚢液貯留
胸部X線撮影	心拡大、胸水

▶ 看護

観察ポイント	● 血圧 ● 尿（量・性状） ● 体重 ● 浮腫 ● 動脈触知（足背動脈） ● 心電図波形 ● 呼吸状態（SpO$_2$、呼吸回数、肺音、呼吸困難） ● 水分出納（IN/OUT） ● 尿毒症症状（悪心・嘔吐、倦怠感） ● 高K血症 ● 低Na血症 ● 血液検査値（BUN、Cr、K、GFR、Alb、TPなど） ● 血液ガス分析（pH↓）
日常生活での注意点	● **感染対策**：腎機能低下による尿毒素の蓄積や栄養不足、貧血などによる感染発症や重症化を予防する ● **食事療法**：塩分やK制限を行う ● **その他**：体重管理、血圧管理、禁煙、運動など

デキナース

● 症状増悪に伴い、一時的に透析を導入する場合がある。

導入の目安

● 溢水（肺水腫、腹水、著明な浮腫など）
● 乏尿　　● 尿毒症状　　● 代謝性アシドーシス
● BUN＞80mg/dL、Cr＞7mg/dL、K＞6　など

慢性腎臓病（CKD）

 慢性的な腎機能障害（腎障害）のことであり、糸球体濾過量が著しく低下している状態。体内に老廃物が蓄積し、さまざまな臓器症状が出現する。

症状・治療

	原因	症状
尿毒症症状	老廃物排泄機能低下	● **消化器症状**：食欲不振、悪心・嘔吐、胃部不快感、口臭（アンモニア臭） ● **神経症状**：頭痛、易疲労感、下肢しびれ、知覚異常、意識障害 ● **皮膚症状**：掻痒感、色素沈着
水・Na貯留	再吸収能力の低下	● **循環症状**：高血圧、浮腫、動機、息切れ、うっ血性心不全、胸水、腹水 ● **呼吸症状**：呼吸困難（起坐呼吸）
アシドーシス	pH調整機能の低下	● 高K血症　　　● 低Na血症 ● **呼吸症状**：呼吸回数↑
貧血	エリスロポエチン（EPO）分泌低下	● 全身倦怠感、動機、息切れ
Ca・リン異常	活性化ビタミンD分泌低下	● **骨・筋異常**：骨粗鬆症、骨軟化症、異所性石灰化

（ 腎機能低下で起こりやすい電解質異常 ）

	基準値	症状
高K血症	3.5〜4.5mmol/L	脱力感、四肢のしびれ、不整脈
低Na血症	135〜145mmol/L	頭痛、食欲不振、悪心・嘔吐
低Ca血症	8.8〜10.4mg/dL	テタニー症状、不随意運動、皮膚乾燥

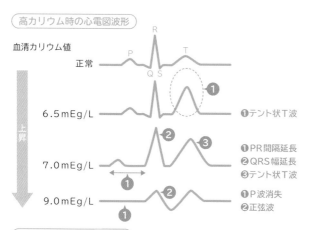

血清カリウム値

正常

6.5 mEq/L

❶テント状T波

上昇

7.0 mEq/L

❶PR間隔延長
❷QRS幅延長
❸テント状T波

9.0 mEq/L

❶P波消失
❷正弦波

テタニー症状の観察方法

トルソー徴候

上腕を圧迫した後に、親指のけいれん、手首の屈曲、指関節の伸展がみられる

クボスティック徴候

耳側の顔面神経を軽く叩いたとき、上唇、鼻、顔の片側に収縮がみられる

▶ 検査・診断

血液検査	BUN↑、Cr↑、Hb↓、Na↓、K↑、Cl↑、Ca↓、P↑、GFR↓
血液ガス分析	pH↓
尿検査	タンパク尿、血尿
胸部X線撮影	肺うっ血、胸水
腹部X線撮影	腎臓の萎縮、骨変化
心エコー	心肥大、心囊液貯留

ココ知り

テタニー症状

● 四肢筋肉の強直性けいれんや、四肢末梢に生じるしびれや感覚異常。

治療

薬物療法	● 降圧薬（ACE阻害薬、RA系阻害薬） ● 利尿薬 ● 尿毒症治療薬（経口吸着薬） ● 活性化ビタミンD ● 高リン（P）血症治療薬 ● 高K血症治療薬 ● 腎性貧血治療薬 ● ステロイド・免疫抑制薬
腎代替療法	● 血液透析 ● 腹膜透析 ● 腎移植

看護

観察ポイント	● 血圧 ● 尿（量・性状） ● 体重 ● 浮腫 ● 動脈触知（足背動脈） ● 心電図波形 ● 呼吸状態（SpO₂、呼吸回数、肺音、呼吸困難） ● 尿毒症症状（悪心・嘔吐、倦怠感） ● 知覚異常や神経症状 ● 高K血症 ● 低Na血症 ● 低Ca血症 ● 貧血症状 ● 血液検査値（Cr、BUN、Hb、K、Ca、P、Hb、GFR など）
日常生活での 注意点	**食事療法：** ● タンパク質、塩分、K、リンの制限を行う ● エネルギー、水分を十分に摂る **運動療法：** ● 週に3回、30分程度の有酸素運動を行う ● 規則正しい生活を心がける **感染対策：** ● 感染による腎機能増悪を防ぐ **その他：** ● 体重管理、血圧管理、禁煙など

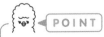

POINT

⊙ 食事療法は個人差があるため、必ず主治医や栄養士に相談する。

　　　　腎臓のはたらき

腎臓には主に下記のようなはたらきがある。

❶体内の老廃物の排泄

尿素やクレアチニンなどを、体外に排泄する。

❷水・電解質の調節

水やNa$^+$、K$^+$を再吸収し、浸透圧や電解質を調節する。

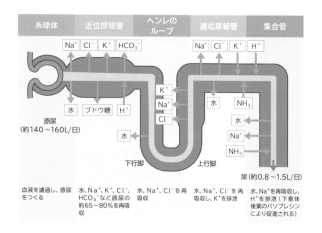

糸球体	近位尿細管	ヘンレの ループ	遠位尿細管	集合管

原尿
（約140〜160L/日）

下行脚　　　上行脚

尿（約0.8〜1.5L/日）

血液を濾過し、原尿をつくる　　水、Na$^+$、K$^+$、Cl$^-$、HCO$_3^-$など原尿の約65〜80％を再吸収　　水、Na$^+$、Cl$^-$を再吸収　　水、Na$^+$、Cl$^-$を再吸収し、K$^+$を排泄　　水、Na$^+$を再吸収し、H$^+$を排泄（下垂体後葉のバソプレシンにより促進される）

❸酸塩基平衡の維持

近位尿細管におけるHCO$_3^-$の再吸収や、集合管におけるH$^+$の分泌により、体液のpHを維持する。

代償反応

腎機能低下により、HCO$_3^-$の再吸収やH$^+$の排泄障害が生じ、代謝性アシドーシスをきたす。悪心・嘔吐や全身倦怠感などの症状を生じ、重度であれば、低血圧やショック、心機能障害を引き起こす。

❹ホルモン産生

腎臓から産生されるホルモンにより、尿生成や血圧、血液量、骨密度などを調整する。

エリスロポエチン	腎臓から産生される赤血球生成促進因子（造血ホルモン）
活性型ビタミンD	ビタミンDは腎臓で活性化され、CaやPの血中濃度を上昇させる
レニン	腎臓から分泌され、血圧上昇を促進する

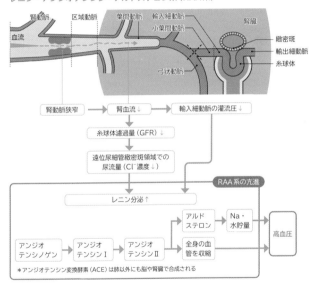

レニン・アンジオテンシン・アルドステロン系（RAA系）

- 腎動脈狭窄→腎血流量低下→レニン分泌→レニンが肝臓で分泌されたアンジオテンシノ
  ゲンをアンジオテンシンⅠに分解→肺で分泌されたACEがアンジオテンシンⅠをアンジ
  オテンシンⅡに分解
- アンジオテンシンⅡが副腎皮質で集合管での水とNa⁺の再吸収を促す→循環血漿量増加
- 血管壁で血管収縮させる→末梢血管抵抗上昇
- 下垂体後葉で抗利尿ホルモンを分泌させる→循環血漿量増加

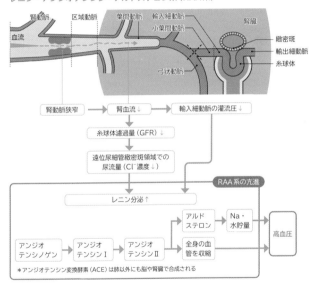

腎細胞がん

 腎臓に生じる悪性腫瘍で50〜60歳代の男性に好発する。がん薬物療法や放射線治療には抵抗性があるため、根治的治療としては手術療法が選択される。

▶ 原因

▶ 喫煙、肥満、透析患者など。

▶ 症状

▶ 基本的には無症状。

▶ 進行すると肉眼的血尿、腰背部痛、腹部腫瘤の古典的三徴を認める。

▶ 検査・診断

血液検査	CRP↑、LDH↑、Ca↑
超音波検査	腎臓の腫瘤
造影CT	動脈相での高吸収、実質相での低吸収を呈する腎臓の腫瘤

▶ 治療

手術療法	• 根治的治療として選択 　• 腎摘除術 　• 腎部分切除術
薬物療法	• 手術による腫瘍摘除が困難、遠隔転移がある、術前に腫瘍縮小を図るなどの場合、術後の補助化学療法などの目的で実施 • 化学療法では抵抗性があるため、分子標的治療薬、免疫チェックポイント阻害薬、サイトカイン療法を用いる
その他	• 経皮的凍結療法 • ラジオ波焼灼術（RFA）

薬物療法に用いられる主な薬剤

分子標的治療薬	がん細胞の増殖にかかわる分子に結合して、抗腫瘍効果を発揮する
免疫チェックポイント阻害薬	免疫チェックポイント分子に結合して、がん細胞に対する免疫反応を活性化する
サイトカイン療法	全身の免疫細胞を活性化して、がん細胞に対する免疫反応を活性化する

▶ 看護

▶ 腎臓に負担をかけないよう塩分を摂りすぎない、水分をしっかり摂るよう説明する。

副腎腫瘍

 副腎に発生する腫瘍。腫瘍のできる部位によって症状や病名が異なるため、違いを理解することが大切である。

良性腫瘍

部位	原因	病名	症状
副腎皮質	コルチゾールの過剰産生 アルドステロンの過剰産生	● クッシング症候群 ● 原発性アルドステロン症	● 満月様顔貌 ● 中心性肥満 ● 高血糖 ● 高血圧
副腎髄質	カテコラミン(アドレナリン、ノルアドレナリン、ドパミン)の過剰産生	● 褐色細胞腫	● 高血圧 ● 動悸 ● 体重減少

悪性腫瘍

病名	症状		
副腎がん	● 高血圧	● 高血糖	● 高コレステロール

検査・診断

血液検査	アルドステロン↑、コルチゾール↑、(アルドステロン症の場合)K↓
CT、MRI検査	がんの進行度、転移の有無
核医学検査	病変の部位

治療

手術療法	腹腔鏡下副腎摘除術
薬物療法	抗がん薬投与

看護

▶ ホルモンを過剰に産生しておらず、悪性でなければ、特別な処置は必要ない。

▶ 定期的な経過観察が必要となるため、定期受診するよう説明する。

47

腎盂・尿管がん

 腎盂・尿管に生じる悪性腫瘍で、ほとんどが尿路上皮がんである。高齢の男性に好発しやすい。

▶ 原因

▶ 喫煙、石油や木炭などを扱う職業への従事など。

▶ 症状

▶ 肉眼的血尿、早期では無症状のことが多い。

▶ 検査・診断

超音波検査	水腎、水尿管症、腎盂内の腫瘤
尿路造影CT（RP）、尿管鏡	上部尿路の腫瘤
尿細胞診	悪性細胞

▶ 治療

▶ 転移している場合は手術のみで根治することは難しいため、放射線、抗がん薬を組み合わせた集学的治療が必要となる。

手術療法	● 腎尿管摘除術：尿管に転移しやすいため尿管も摘除する ● 膀胱部分切除術（尿管がんでは尿管部分切除術）
薬物療法	● 抗がん薬：転移巣や再発に対して選択。術前、術後の補助療法としても選択される ● 免疫チェックポイント阻害薬：化学療法に抵抗性のある場合に選択
放射線治療	● 局所治療としての根治手術が困難な場合

▶ 看護

▶ がんが進展して尿管が細くなることで、水腎症を引き起こすことがあるため、治療の前後から排尿状況や腰背部痛の有無を観察する。

膀胱がん

 膀胱に生じる悪性腫瘍で、50〜70歳代の男性に好発しやすい。膀胱がんの95％以上が尿路上皮がんである。

原因

▶ 喫煙、職業性発がん物質への曝露（染物工場による特定芳香族アミン類への曝露）。

症状

▶ 無症候性肉眼的血尿、頻尿、排尿時痛、残尿感。

検査・診断

尿細胞診	悪性細胞
超音波検査	膀胱内の腫瘤
膀胱鏡検査	がんの発生部位、数、大きさ、形状

治療

▶ TNM分類や経尿道的膀胱腫瘍切除術（TUR-BT）、MRIなどで病期を診断し、治療方針を決定していく。

病期		治療
0期	筋層非浸潤がん	• TUR-BT、上皮内がんに対してはBCG膀胱内注入療法（BCG療法）が第一選択
I期		• 低リスク：BCG療法 • 中リスク：BCG療法 • 高リスク：2nd TUR-BT、BCG療法
II期	筋層浸潤がん	• 膀胱全摘除術＋尿路変向術（術前に補助化学療法を行う）
III期		
IV期	進行がん	• 薬物療法（細胞障害性抗がん薬） • 効果がない・再発した場合→薬物療法（免疫チェックポイント阻害薬） • 緩和療法として、放射線治療を行うこともある

看護

▶ 尿路変向でストーマを造設した場合、ボディイメージの変容に対する精神的サポートやストーマケア指導を行う。

49

前立腺がん

 前立腺の辺縁領域（≫p.53）に好発し、50歳以上の男性に好発しやすい。

▶ 原因

▶ 加齢、家族歴、食生活、前立腺肥大症など。

▶ 症状

▶ 排尿困難、血尿、骨転移しやすいため骨痛があるが、ほとんどは無症状である。

▶ 検査・診断

血液検査	PSA↑
直腸診	前立腺の硬結
超音波検査	前立腺の大きさ、形
前立腺生検	悪性腫瘍

▶ 治療

▶ TNM分類やがんの悪性度（グリーソンスコア）、年齢などを考慮して治療方針を決定する。

限局性がん	・前立腺全摘除術 ・放射線治療 ・監視治療（高齢者や合併症がある場合はホルモン療法を行う）
局所進行がん	・ホルモン療法＋放射線治療
リンパ節転移・遠隔転移がある	・ホルモン療法 ・化学療法

局所進行がんに対する放射線治療

外照射療法	・体外から放射線を当てる方法 ・低侵襲であるが、治療期間が長い（3〜8週間程度） ・晩期合併症（直腸出血、血尿）に注意
内照射療法（密封小線源療法）	・病巣が前立腺内に限局している場合に限られる ・超音波プローブを肛門から挿入し、前立腺内にシードを留置して病巣に照射を行う

▶ 看護

▶ 前立腺全摘除術を行った場合、尿失禁を起こすことが多く、術前から骨盤底筋体操（≫p.81）を説明しておく。

精巣腫瘍

 精巣に生じる腫瘍で、若年男性に好発する。薬物療法が著効するため、転移があっても約80％の症例で治癒が可能である。精巣腫瘍は増殖が早いため、精巣腫瘍が疑われた場合には、すみやかに高位精巣摘除術を行う。

原因

▶ 停留精巣や家族歴、対側の精巣腫瘍の既往がある。

症状

▶ 初期症状はほとんどなく、精巣に無痛性の腫大がみられる。
▶ 進行が速く、比較的早い時期に転移するため、転移による症状（腹痛、腰痛、呼吸困難、首のリンパ節腫脹など）で気づく場合もある。

検査・診断

▶ CT検査などで転移の有無を検索し、病期を決定する。

血液検査	AFP、hCG、LDHなどの腫瘍マーカー↑
超音波検査	陰嚢内に低エコーの腫瘤
CT検査	転移巣

（病期分類）

Ⅰ期	精巣内に限局し、転移巣はない
Ⅱ期	横隔膜より下のリンパ節に転移がある
Ⅲ期	横隔膜より上のリンパ節や肺、肝臓、脳などに転移がある

▶ 治療

▶ 高位精巣摘除術を行い、その後は病理組織的分類と病期に応じて治療方針を決定していく。

		Ⅰ期	Ⅱ期	Ⅲ期
セミノーマ （精上皮腫）	経過観察			
	放射線治療			
	薬物療法			
非セミノーマ （非精上皮腫）	経過観察			
	横隔膜リンパ節郭清			
	薬物療法			

▶ 看護

▶ 精巣腫瘍の疑いがある場合、すぐに入院して緊急手術となるため、患者の精神的サポートに努める。

▶ 退院後は再発の可能性があるため、定期通院を行うよう指導する。

▶ 対側にも腫瘍が出現する可能性があるため、セルフチェックを指導する。

テキナース

● 術後、引き続き薬物療法を行う場合は、精子保存の希望について確認する。

前立腺肥大症

 加齢に伴い、前立腺が肥大することで下部尿路閉塞が生じ、排尿障害を起こす。平滑筋が緊張・収縮することで生じる「機能的閉塞」と、移行領域が肥大することで生じる「機械的閉塞」がある。

原因

▶ 男性ホルモンの変化によるもので、高齢男性に好発する。

検査・診断

血液検査	時にPSA↑
直腸診	表面平滑、弾性硬〜軟
超音波検査	移行領域全体の前立腺肥大
尿流測定	尿流率の低下、残尿量の増加

症状

▶ 残尿感、頻尿、尿意切迫感など、病期の進行によってさまざまな症状が現れる。

	第Ⅰ期 （膀胱刺激期）	第Ⅱ期 （残尿発生期）	第Ⅲ期 （慢性尿閉期）
症状	●頻尿 ●下腹部の圧迫感 ●軽度の排尿困難感	●高度の排尿困難感 ●残尿感	●尿閉 ●水腎 ●水尿管症
残尿量	少 →→→→→→→→→→→→ 多		
尿流量	高 ←←←←←←←←←←←← 低		

 ココ知り

移行領域・辺縁領域

前立腺は尿道に接している部分の内腺とその外側の部分の外腺に分けられる。この内腺を移行領域、外腺を辺縁領域という。

尿流率

1回の排尿量をその排尿に要した時間で割った値のこと（≫p.89）。

▶ 治療

▶ 基本的には薬物療法を行う。重度な場合は、手術療法を行う。

薬物療法	● α_1受容体拮抗薬 ● PDE5阻害薬 ● 5α還元酵素阻害薬
手術療法	● 経尿道的前立腺摘除術（TUR-P） ● 経尿道的ホルミウムレーザー前立腺核出術（HoLEP）

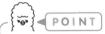

⊙ 高度の排尿障害がある前立腺肥大症患者への抗コリン薬投与は、急性尿閉をきたす可能性があるため、禁忌である。

▶ 看護

▶ 排尿回数や量、性状など排尿状態を把握し、症状が悪化していないか観察する。

テキナース

● 外来受診から手術に至るまで経過が比較的早いため、患者とその家族が精神的に動揺していることが多い。そのため、入院時には患者と家族がどのように病状を理解しているのか把握し、精神的サポートに努める。
● 家族の不安の有無や、将来的な挙児希望があるかどうかも確認しておく必要がある。

尿失禁

 自分の意思とは関係なく、不随意に尿が漏れ出てしまうこと。女性と高齢者で多くみられる。

分類・原因

▶ 腹圧性尿失禁と切迫性尿失禁は合併することが多く、混合性尿失禁と呼ばれる。
▶ 女性では腹圧性尿失禁、男性では切迫性尿失禁が多い。

分類		病態	原因
器質性尿失禁	腹圧性尿失禁（SUI）	● 骨盤底筋の弛緩や尿道括約筋の低下により、腹圧上昇時に尿が漏れる	● 妊娠、出産 ● 高齢
	切迫性尿失禁（UUI）	● 膀胱に尿が貯留した際に、排尿を抑制する機能の低下によりがまんできず、尿が漏れる	● 過活動膀胱 ● 神経因性膀胱
	溢流性尿失禁	● 慢性的な下部の尿路の障害によって、膀胱内に多量の尿が貯留し、少しずつ尿が漏れ出る	● 前立腺肥大症 ● 尿道狭窄
	反射性尿失禁	● 尿意がないにもかかわらず、排尿筋の不随意収縮によって尿が漏れる	● 脊髄損傷 ● 脳障害
機能性尿失禁		● 排尿機能以外の原因で尿が漏れる	● 身体運動機能の低下 ● 認知症

治療

● 骨盤底筋体操（≫p.81）
● 薬物療法（抗コリン薬）
● 手術療法（人工尿道括約筋〈AMS800〉埋め込み術）

看護

▶ 尿失禁のリスクを減らすため、就寝の3〜4時間前や外出前の水分摂取を控える、カフェインを避けることを説明する。

 POINT

◉ 寝たきりや、おむつ使用中の患者は、漏れ出た尿が皮膚を刺激して皮膚障害を起こしやすくなるため、皮膚状態を観察する。

疾患　前立腺肥大症／尿失禁

55

骨盤臓器脱

 子宮や膀胱、直腸などが下垂し、腟から体外に脱出してしまう病態のこと。脱出する臓器により膀胱瘤、子宮脱、直腸瘤、小腸瘤、腟断端脱と呼ばれる。

分類

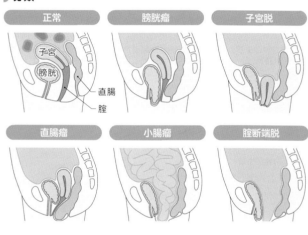

| 正常 | 膀胱瘤 | 子宮脱 |

子宮
膀胱
直腸
腟

| 直腸瘤 | 小腸瘤 | 腟断端脱 |

POP-Q法によるstage分類

stage	定義
I	最下垂部が処女膜より1cm以上奥まで達しない
II	最下垂部が処女膜より±1cm
III	IIとIVの間の状態
IV	子宮の全体が腟外に脱出（完全脱）

▶ 原因

▶ 出産や加齢により骨盤を支える靭帯のダメージや、閉経後のエストロゲン低下による筋肉の弛緩により起こる。

▶ 症状

▶ 性器の下垂感、下腹部の違和感、頻尿、尿失禁、尿閉、骨盤痛などを生じる。

▶ 分類・原因

	POP-Q法	方法
保存療法	stage I 以下	● 骨盤底筋体操（≫p.81）
	stage II 以上	● ペッサリー挿入：腟のなかにリングペッサリーを挿入する方法。腟の炎症を起こしやすく、出血やおりものの量が増えるため3〜4か月ごとの定期的な交換が必要
手術療法	stage II 以上	● 腹腔鏡下仙骨腟固定術（LSC）：腹腔鏡下で子宮の上部を切除し、腟壁にメッシュを留置して仙骨に固定することで膀胱や腟を支える ● TVM手術：経腟的に膀胱と腟、腟と直腸の間にメッシュを留置して膀胱や腟を支える

▶ 看護

▶ 骨盤臓器脱の予防として、重い物を持たないことや便秘でいきまないこと、体重を増やさないことなどを説明する。

腎盂腎炎

 急性(単純性)と慢性(複雑性)に分類される腎盂・腎杯・腎実質の炎症。

分類

急性(単純性)腎盂腎炎

▶ 腎盂・腎杯さらに腎実質が、細菌性によって炎症を起こしている状態。尿道から逆行性に感染が起こる。

慢性(複雑性)腎盂腎炎

▶ 慢性に経過しやすく、放置すると腎機能が低下し、腎臓の萎縮や瘢痕化が起こり、慢性腎不全に移行することがある。

	急性(単純性)	慢性(複雑性)
原因	● 大腸菌が最多 ● 生理や性行為などによる陰部の不衛生、免疫力の低下により生じる	● 原因菌はさまざま ● 尿路に基礎疾患がある(腫瘍、結石、カテーテル留置、前立腺肥大症、尿路奇形など)
好発	● 性的活動期の女性(解剖学的に尿道が短いため) ● 尿路に基礎疾患のない人	● 小児、高齢者 ● 尿路に基礎疾患のある人
症状	● 発熱、腰背部痛、CVA叩打痛	● 自覚症状はほとんどない
尿所見	● 膿尿、細菌尿	
超音波検査	● 正常なことが多い	● 腎瘢痕による辺縁不整、萎縮像
治療	● 抗菌薬(ニューキノロン系、セフェム系、ペニシリン系、アミノグリコシド系)を投与する ● 水分摂取により利尿を促す	● 急性経過時に発熱がみられる場合は抗菌薬を投与する ● 基礎疾患の治療を行う
予後	● 急性腎障害は起こしにくい	● 時に慢性腎不全を起こす

看護

▶ 尿意をがまんして腎盂腎炎につながることがある。無理にがまんしないことや、排尿時痛や腰背部痛を認めるようであれば、受診するよう説明する。

膀胱炎

解剖学的に尿道の短い女性に好発しやすく、原因菌は大腸菌であることが多い。急性(単純性)膀胱炎。

原因

▶ 性的活動期の女性において、性行為に関連して発症することが多いが、寒冷や疲労といったストレスなども誘因となる。

症状

▶ 頻尿、排尿時痛、尿混濁の三大症状がみられる。

▶ このほか、残尿感、肉眼的血尿などもみられることがある。

▶ 発熱は伴わない。

治療

▶ 抗菌薬を投与する。

テキナース

● 原因菌が大腸菌であり、肛門からの感染を防ぐために、排泄時は前から後ろに拭くよう患者に説明する。

● 水分摂取を促す。水分摂取を促すことで、膀胱内の細菌も尿とともに膀胱の外に出すことができる。

その他の膀胱炎

	出血性膀胱炎	放射線性膀胱炎	間質性膀胱炎
原因	● 抗がん薬により膀胱粘膜を傷つけて出血性となる	● 放射線治療により膀胱が炎症を起こす	● 原因が明らかになっていない ● ハンナ型・非ハンナ型膀胱炎に分けられる
症状	頻尿、排尿時痛、血尿	頻尿、排尿時痛、尿混濁、残尿感、治療の数年後に症状が現れることもある	頻尿、尿意切迫感、残尿感
治療	抗菌薬、止血薬の投与	高酸素療法、自然治癒することが多い	手術療法

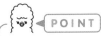

POINT

⊙ がん薬物療法でもエピルビシン、ドキソルビシン投与後2～3日は尿が赤みを帯びているが、これは出血ではなく薬剤の色のため注意する。

尿道炎

 病原体が尿道口から侵入して尿道の粘膜に感染し、炎症を引き起こす。性感染症に含まれ、主に性行為によって淋菌やクラミジアなどに感染することで生じる。

分類

(淋菌性尿道炎)

▶ グラム陰性菌である淋菌により引き起こされる淋菌感染症の1つで、性行為により感染する。

(非淋菌性尿道炎)

▶ 淋菌以外の微生物による尿道炎で、クラミジアトラコマティス（主に目と性器に感染するクラミジアの一種）により引き起こされる。

症状・治療

	淋菌性尿道炎	非淋菌性尿道炎
症状	● 性行為から2～7日後に症状が現れる ● 外尿道口の発赤、排尿初期の排尿時痛、頻尿、尿道口から透明～黄緑色の膿が出るなど	● 性行為から1～3週間後に症状が現れる ● 軽度の尿道掻痒感、排尿初期の排尿時痛
治療	● 抗菌薬の投与	

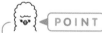

⊙ 女性では子宮頸管炎や付属器炎を引き起こし、不妊の原因になる。

子宮頸管炎

● 子宮の下部にある子宮頸管が病原菌に感染して炎症を起こす疾患。多くは腟から逆行性に感染する。

付属器炎

● 子宮に付属する卵管に細菌が侵入し、炎症を起こす疾患。発熱や下腹部の鈍い痛みを伴う。

前立腺炎

 前立腺に生じる細菌感染症。若年男性に好発するほか、カテーテル留置により高齢男性に生じることもある。

分類（NH分類）

前立腺炎を細菌および白血球の有無で分類

カテゴリーⅠ	急性細菌性前立腺炎（急性前立腺炎）
カテゴリーⅡ	慢性細菌性前立腺炎
カテゴリーⅢ	慢性非細菌性前立腺炎（慢性骨盤痛症候群）
カテゴリーⅣ	無症候性炎症性前立腺炎

原因

▶ 原因菌は大腸菌が最も多い。尿道から逆行性に感染が起こる。

検査・診断

▶ 直腸診で圧痛と前立腺の腫大を認める。

症状

▶ 発熱、悪寒、戦慄、排尿時痛、排尿困難などを生じる。

治療

▶ 抗菌薬を投与する。

看護

日常生活での注意点	● 規則正しい生活を守り、十分な睡眠を取る
	● 便通を整える
	● アルコールや刺激の強い香辛料を控える
	● 長時間の運転やデスクワークを避ける（長時間の座位は前立腺に負担がかかり、炎症を引き起こすリスクがあるため）
	● 毎日の入浴で身体を十分に温める

 ココ知り

大腸菌が起炎菌となっているため、便通を整えることで前立腺炎の発症予防につながる。

尿路結石

 腎臓から尿道に至る尿路（腎杯、腎盂、尿管、膀胱、尿道）に尿成分の一部が析出、結晶化し、結石として尿路内に出現した状態。尿路の生理的狭窄部位に嵌頓しやすい。

▶ 分類

▶ 発生部位により❶腎結石、❷尿管結石、❸膀胱結石、❹尿道結石に分類される。

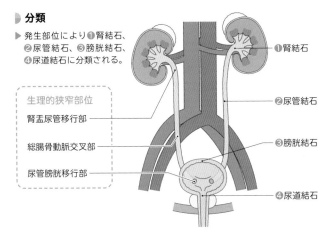

- ❶腎結石
- ❷尿管結石
- ❸膀胱結石
- ❹尿道結石

生理的狭窄部位
- 腎盂尿管移行部
- 総腸骨動脈交叉部
- 尿管膀胱移行部

	上部尿路結石		下部尿路結石	
	❶腎結石	❷尿管結石	❸膀胱結石	❹尿道結石
好発	30〜40歳代（女性では閉経後）		60〜70歳代	
男：女	3：1		4：1	
頻度	約96%		約4%	
症状	・少ない ・嵌頓すれば疝痛発作を起こす	・血尿、腰背、側腹部、下腹部の疝痛発作	・血尿、排尿時痛、排尿障害	・血尿、排尿障害、疼痛、尿線途絶
治療法	・ESWL ・PNL/PCNL ・TUL/URS	・ESWL ・TUL/URS	・TUL/URS	・TUL/URS

▶ 原因

- 食事（高タンパク食、高プリン体摂取、飲水不足）
- 内分泌代謝異常（副甲状腺機能亢進症、クッシング症候群など）
- 尿路感染症
- 長期臥床

▶ 治療

▶ 結石が小さく、緊急でない場合には自然排石することが多いため、保存療法を行う。

▶ 自然排石が不可能な場合は、手術療法を行う。

(手術療法の方法)

体外衝撃波砕石術 （ESWL）	経尿道的腎尿管砕石術 （TUL/URS）	経皮的腎砕石術 （PNL/PCNL）
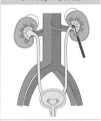		
• 低侵襲で腎～下部尿管までですべての上部尿路結石に適応がある • 体外より衝撃波を当てて結石を粉砕する	• 尿管全般、特に下部尿路結石および腎結石が長期に嵌頓して高度の水腎症をきたしている場合に有効 • 外尿道口から内視鏡を挿入し、専用のレーザーで粉砕する	• 2cm以上の腎結石において第一選択の治療法 • 背中から腎臓内まで針を刺し、内視鏡で確認しながら専用のレーザーで粉砕する

▶ 看護

(患者指導)

- 尿路結石は再発率が高いため、再発予防が重要
- **飲水**：1日に2,000mL以上、水分を摂取する
- **食事**：シュウ酸やプリン体、糖分、塩分の過剰摂取を避ける
- **運動**：適度な運動を行う

こんなときどうする

発熱

あなたがすること

- ☐ 血圧低下
- ☐ 頻脈
- ☐ SpO_2 低下
- ☐ 呼吸数増加
- ☐ 意識レベル低下
- ☐ 顔面蒼白
- ☐ 腹痛や悪心などの消化器症状

なし→

☐ 随伴症状の観察：悪寒・戦慄、感冒症状、全身倦怠感、頭痛、関節痛、呼吸困難、食欲不振、発汗、脱水

あり

- 緊急コール、応援要請
- ドクターコール

- ☐ 酸素吸入
- ☐ 血管確保
- ☐ 医師の指示に従って輸液開始

検査
- ☐ **血液検査**：WBC、CRP、好中球、乳酸、プロカルシトニン、β-D-グルカンなど
- ☐ **培養検査**：血液、尿、便、痰、カテーテル先端、腹膜透析（PD）排液、鼻腔・咽頭
- ☐ 胸部X線、疾患に対するCT

問診
- ☐ 既往歴と現病歴（腎・泌尿器疾患、心疾患、呼吸器疾患）
- ☐ 常用薬の有無
- ☐ 食事摂取量、水分摂取量
- ☐ 尿回数、排尿状況

視診
- ☐ 意識レベル
- ☐ 顔色、皮膚色（チアノーゼ）
- ☐ 発汗の有無
- ☐ 連続携行式腹膜透析（CAPD）排液の性状、尿の性状・量
- ☐ カテーテル刺入部の異常

聴診
- ☐ 呼吸音
- ☐ 腸蠕動音

触診
- ☐ 腹部膨満・緊満、筋性防御
- ☐ 末梢冷感

打診
- ☐ 肋骨脊柱角（CVA）叩打痛

腎・泌尿器における主な発熱の原因

原因		観察項目
尿路感染症	腎盂腎炎	腰痛、頻尿、残尿感、膿尿 CVA叩打痛
	前立腺炎	会陰部痛、排尿時痛、頻尿、直腸診にて疼痛・腫脹
	精巣上体炎	陰嚢の腫大・疼痛、陰嚢皮膚の発赤
カテーテル関連血流感染症		カテーテル刺入部の発赤、腫脹、疼痛、熱感
手術部位感染（SSI）		創部やドレーン挿入部の発赤、熱感、疼痛、膿性排液
移植後の免疫低下による感染		採血（サイトメガロウイルス：CMV）
腹膜透析（PD）腹膜炎		PD排液の性状、腹痛、緊満感
肺炎		咳嗽、呼吸状態、呼吸音、SpO_2、嚥下状況
クロストリジウム・ディフィシル（CD）腸炎		入院後に新たに出現した抗菌薬投与中の下痢、腹痛
蜂窩織炎		片側性の発赤、熱感、腫脹、疼痛
術後発熱		通常、術後48時間以内に発熱して2〜3日で解熱
悪性腫瘍（腫瘍熱）		数週間前からくり返す微熱
発熱性好中球減少症（FN）		血液検査値（WBC、好中球）

肋骨脊柱角（CVA）叩打痛の観察

▶ 背中で肋骨下端と脊椎の交わる角（肋骨脊柱角：CVA）を叩くと痛みを感じる。

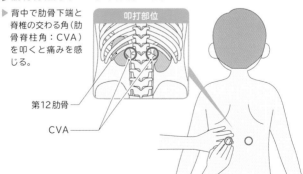

叩打部位

第12肋骨

CVA

- 尿路感染症やFNは、血流感染をきたしやすい。血流感染すると短時間で敗血症へと移行し、重篤な臓器障害やショックをきたし、致死的になることがあるため、原因の早期発見、早期対処が重要である。

主な鎮痛解熱薬

分類	一般名	商品名	投与経路	特徴
非ステロイド抗炎症薬（NSAIDs）	フルルビプロフェンアキセチル	ロピオン	静脈内	● 副作用：腎障害、アスピリン喘息、消化性潰瘍 ● ナイキサンは腫瘍熱に有効
	ジクロフェナクNa	ボルタレン	直腸内・経口	
	ロキソプロフェンNa水和物	ロキソニン	経口	
	ナプロキセン	ナイキサン	経口	
非ピリン系鎮痛解熱薬	アセトアミノフェン	カロナール	経口	● 副作用：肝障害、下痢、腹痛
		アセリオ	静脈内	

▶ 看護

バイタルサインの観察	● 発熱に伴う呼吸・循環動態の変動に注意して観察する
安静	● 疼痛や呼吸困難を認める場合は、安楽な体位を工夫する
保温とクーリング	● 室温調整、温罨法、寝衣や寝具の調節、氷枕の使用など患者の希望に合わせて行う
薬物療法の実施	● 抗菌薬や抗ウイルス薬、鎮痛解熱薬、G-CSFなどを、指示された用量、投与時間を守って確実に投与する
水分・電解質の補給	● 発汗や食欲不振により脱水状態になるため、水分と電解質を補給する
食事内容の工夫	● 原因疾患や病状、嗜好に合わせて、必要エネルギー量が確保できるよう食事内容を調整する
感染対策・保清	● 標準予防策（スタンダードプリコーション）を行い、感染症の伝播を防ぐ ● 膀胱留置カテーテル挿入中は尿路感染を予防するため1日1回陰部洗浄を行う ● 発汗を認める場合は、更衣や清拭を行う

デキナース

● コンタミネーション（外部の細菌が培養ボトルに混入すること）を防ぐため、血液培養は滅菌操作で2セット採取し、2か所別々の場所から採血することが望ましい。
● 膀胱留置カテーテル挿入中の患者の尿培養は、採尿前30分程度、サンプルポートより採尿バッグ側をクランプし、清潔操作で採尿する。

症状

発熱

貧血

あなたがすること

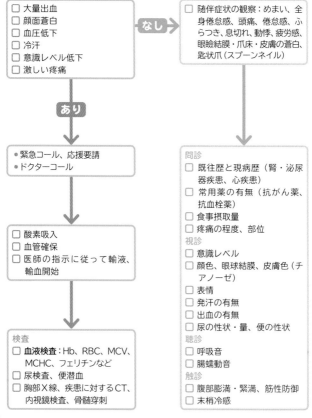

□ 大量出血
□ 顔面蒼白
□ 血圧低下
□ 冷汗
□ 意識レベル低下
□ 激しい疼痛

なし→

□ 随伴症状の観察：めまい、全身倦怠感、頭痛、倦怠感、ふらつき、息切れ、動悸、疲労感、眼瞼結膜・爪床・皮膚の蒼白、匙状爪（スプーンネイル）

あり

• 緊急コール、応援要請
• ドクターコール

□ 酸素吸入
□ 血管確保
□ 医師の指示に従って輸液、輸血開始

検査
□ **血液検査**：Hb、RBC、MCV、MCHC、フェリチンなど
□ 尿検査、便潜血
□ 胸部X線、疾患に対するCT、内視鏡検査、骨髄穿刺

問診
□ 既往歴と現病歴（腎・泌尿器疾患、心疾患）
□ 常用薬の有無（抗がん薬、抗血栓薬）
□ 食事摂取量
□ 疼痛の程度、部位
視診
□ 意識レベル
□ 顔色、眼球結膜、皮膚色（チアノーゼ）
□ 表情
□ 発汗の有無
□ 出血の有無
□ 尿の性状・量、便の性状
聴診
□ 呼吸音
□ 腸蠕動音
触診
□ 腹部膨満・緊満、筋性防御
□ 末梢冷感

▶ 腎・泌尿器での主な貧血の原因

▶ 貧血は、❶鉄欠乏、❷骨髄造血能低下、❸赤血球寿命低下、❹消費亢進（出血、溶血など）で生じる。

- 腎性貧血
- 骨髄抑制
- 透析不足（溶血亢進や赤血球寿命短縮）
- 透析による失血（回路内残血）
- 栄養素摂取不足（鉄、タンパク質、ビタミンB₁₂、葉酸など）

- 多発性骨髄腫
- 全身性エリテマトーデス（SLE）
- 悪性腫瘍
- 出血（消化管出血、創部出血、血尿など）

腎性貧血
腎臓のはたらきの1つにエリスロポエチン（EPO）の産生がある。EPOは赤血球生成促進因子であり、低酸素血症に反応して産生される。腎不全では、腎機能の低下に応じて、EPOの産生量も低下するため、赤血球が減少し、貧血を生じる。

▶ 看護

バイタルサインの観察	● 貧血に伴う呼吸・循環動態の変動に注意して観察する
安静	● 倦怠感や立ちくらみ、ふらつきがある場合は、安静を促す
保温	● 末梢循環不全による冷感を感じやすいため、掛け物の調整を行い、保温する
輸血	● 指示された投与速度で副作用の出現に注意して投与する
薬物療法の実施	● 腎性貧血治療薬や鉄剤は、指示された用量、投与間隔を守って確実に投与する
水分・電解質の補給	● 発汗や食欲不振により脱水状態になるため、水分と電解質を補給する
食事内容の工夫	● 原因疾患や病状に合わせて食事を選択し、鉄分やビタミンC、ビタミンB₁₂を多く含んだ食品を摂取する ● 消化管出血の疑いがある場合は、必要時、絶食管理を行う
転倒予防	● 貧血進行によるめまいや全身倦怠感で転倒リスクが高いため、日常生活動作の見守りや搬送を行う

▶ 輸血の副作用

- 発熱
- 悪寒・戦慄
- ほてり
- 掻痒感
- 発赤

- 顔面紅潮
- 呼吸状態の悪化
- 悪心・嘔吐
- 胸痛
- 頭痛

- 血圧低下・血圧上昇
- 動悸・頻脈
- 血管痛
- 意識障害

デキナース

- 輸血前には、同意書があること、交差適合試験の結果に問題がないこと、血液型、製造番号、有効期限、投与量と速度を確認する。
- 輸血製剤は単独投与とし、溶血を防ぐため、16〜22G針を用いたルートでの投与が推奨される。

▶ 血液製剤の種類

	赤血球製剤 （RBC）	新鮮血漿 （FFP）	血小板製剤 （PC）
目的	赤血球の補充	血液凝固因子の補充	血小板の補充
容量	2単位（280mL）	1単位（120mL）	10単位（200mL）
保存方法	2〜6℃	−20℃以下 30〜37℃の温湯で融解後、 2〜6℃で保存	20〜24℃で振盪保存
有効期限	採血後21日間	採血後1年間	採血後4日間

血尿

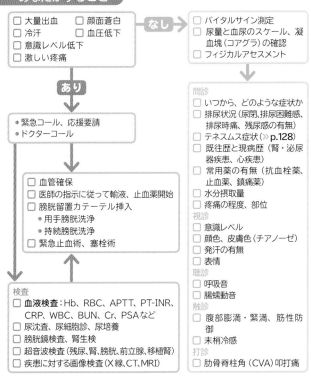

あなたがすること

| ☐ 大量出血 ☐ 顔面蒼白
☐ 冷汗 ☐ 血圧低下
☐ 意識レベル低下
☐ 激しい疼痛 | **なし** → | ☐ バイタルサイン測定
☐ 尿量と血尿のスケール、凝血塊（コアグラ）の確認
☐ フィジカルアセスメント |

あり

● 緊急コール、応援要請
● ドクターコール

☐ 血管確保
☐ 医師の指示に従って輸液、止血薬開始
☐ 膀胱留置カテーテル挿入
　● 用手膀胱洗浄
　● 持続膀胱洗浄
☐ 緊急止血術、塞栓術

検査
☐ **血液検査**：Hb、RBC、APTT、PT-INR、CRP、WBC、BUN、Cr、PSAなど
☐ 尿沈渣、尿細胞診、尿培養
☐ 膀胱鏡検査、腎生検
☐ 超音波検査（残尿、腎、膀胱、前立腺、移植腎）
☐ 疾患に対する画像検査（X線、CT、MRI）

問診
☐ いつから、どのような症状か
☐ 排尿状況（尿閉、排尿困難感、排尿時痛、残尿感の有無）
☐ テネスムス症状（» p.128）
☐ 既往歴と現病歴（腎・泌尿器疾患、心疾患）
☐ 常用薬の有無（抗血栓薬、止血薬、鎮痛薬）
☐ 水分摂取量
☐ 疼痛の程度、部位
視診
☐ 意識レベル
☐ 顔色、皮膚色（チアノーゼ）
☐ 発汗の有無
☐ 表情
聴診
☐ 呼吸音
☐ 腸蠕動音
触診
☐ 腹部膨満・緊満、筋性防御
☐ 末梢冷感
打診
☐ 肋骨脊柱角（CVA）叩打痛

▶ 血尿は、視覚的に尿が赤〜茶褐色に見える肉眼的血尿（» p.15）と、尿沈渣の顕微鏡観察で赤血球を5個以上認める顕微鏡的血尿に分類される。

▶ 血尿以外に症状がない場合を無症候性血尿といい、頻尿、排尿時痛、発熱、腰背部痛など、他の症状を伴うものを症候性血尿という。

血尿の原因

糸球体疾患	糸球体腎炎、IgA腎症
腎血管系疾患	腎梗塞、腎動静脈瘻、ナットクラッカー症候群
血液凝固異常	播種性血管内凝固症候群（DIC）、血友病、抗凝固療法
尿路感染症	腎盂腎炎、膀胱炎、前立腺炎、尿道炎、尿路結核
尿路結石	腎結石、尿管結石、膀胱結石、尿道結石
悪性腫瘍	腎細胞がん、腎盂がん、尿管がん、膀胱がん、前立腺がん
外傷	腎外傷、膀胱外傷
その他	前立腺肥大症、膀胱憩室、放射線性膀胱炎、間質性腎炎、多発性嚢胞腎、特発性腎出血

看護

バイタルサインの観察	●血尿に伴う呼吸・循環動態の変動に注意して観察する
安静	●体動による血尿増強や凝固系の過延長が認められる場合は、安静を促す
薬物療法の実施	●止血薬や抗菌薬、補液など指示された用量、投与時間を守って確実に投与する ●指示された血尿スケールに合わせて、持続膀胱洗浄の流量を調整し、水分出納（IN/OUT）を計算する
水分の補給	●水分制限がない場合、1,500 mL/日程度の飲水を促し、排尿量を増やすことで血尿を薄く保つようにする ●アルコールなどの刺激物は避けるよう説明する
感染対策	●膀胱留置カテーテル挿入中は、尿路感染を予防するため1日1回陰部洗浄を行う
転倒予防	●貧血進行によるめまいや全身倦怠感で転倒リスクが高いため、トイレ移動時などに注意する ●ルート類を整理する

デキナース

- 持続膀胱洗浄時、カテーテルが閉塞・クランプした状態で膀胱洗浄を続けると、膀胱内が充満して膀胱損傷をきたすため、閉塞の解除（デクランプ）後に洗浄を再開する。
- 尿流出がみられない場合は、持続膀胱洗浄を中断し、ただちに医師に報告する。

タンパク尿

尿中には血清由来のアルブミンや α_1 ミクログロブリン、β_2 ミクログロブリンなどのタンパク質成分が含まれている。

基準値

正常尿	尿タンパクの排泄量が50〜100mg/日
タンパク尿	尿タンパクの排泄量が150mg/日以上

生理的タンパク尿の分類・原因

▶ 生理的タンパク尿とは、腎臓に器質的な異常はないが、一過性あるいは可逆的に認められるタンパク尿である。

	分類	原因
機能性タンパク尿	発熱、激しい運動、ストレスなどにより検出されるタンパク尿	血行動態の変化によって、血漿タンパクの濾過量が増大することで生じる
体位性タンパク尿	特定の体位で出現するタンパク尿 ● 起立性タンパク尿 ● 前弯位タンパク尿	腎静脈の圧迫による腎のうっ血や腎血管の攣縮によって生じる

病的タンパク尿の分類・原因

分類	原因	漏出尿タンパク	原疾患
腎前性タンパク尿	血中に増加した低分子タンパクが尿細管で再吸収しきれず、尿中に漏出される	• ベンス・ジョーンズタンパク	• 多発性骨髄腫
		• ヘモグロビン	• 溶血性疾患
		• ミオグロビン	• 横紋筋融解症
腎性タンパク尿	**糸球体性タンパク尿** 糸球体基底膜の機能が障害され、タンパク透過性が亢進し、通常では漏出されない高分子のタンパク尿が尿中に排出される	• アルブミン	• 糖尿病性腎症 • 糸球体腎炎
	尿細管性タンパク尿 近位尿細管障害による低分子タンパク再吸収の低下により尿中へタンパクが排出される	• α_1 ミクログロブリン • β_2 ミクログロブリン	• 急性尿細管壊死 • 尿細管間質性腎炎
腎後性タンパク尿	腎盂以下の尿路（尿管、膀胱、尿道）系病変	• 滲出液 • 分泌物由来	• 炎症 • 腫瘍 • 結石

 ココ知り

24時間蓄尿

• 尿タンパクや尿量、尿糖の正確な1日排泄量を測定するために行う。
• 開始時刻に排尿して膀胱を空にし、次の尿から終了時刻の排尿まで、すべての尿を蓄尿する。終了時刻は尿意がなくても排尿し蓄尿する。採尿する際は総尿量を測定し、よく撹拌した尿の一部を採取する。

検査の流れ

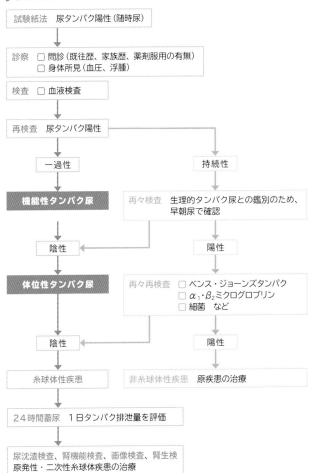

試験紙法　尿タンパク陽性（随時尿）

診察　□ 問診（既往歴、家族歴、薬剤服用の有無）
　　　□ 身体所見（血圧、浮腫）

検査　□ 血液検査

再検査　尿タンパク陽性

一過性

機能性タンパク尿

持続性

再々検査　生理的タンパク尿との鑑別のため、早朝尿で確認

陰性

陽性

体位性タンパク尿

再々再検査　□ ベンス・ジョーンズタンパク
　　　　　　□ $\alpha_1 \cdot \beta_2$ ミクログロブリン
　　　　　　□ 細菌　など

陰性

陽性

糸球体性疾患

非糸球体性疾患　原疾患の治療

24時間蓄尿　1日タンパク排泄量を評価

尿沈渣検査、腎機能検査、画像検査、腎生検
原発性・二次性糸球体疾患の治療

頻尿

頻尿とは、排尿回数が多いと感じる症状のこと。

▶分類

昼間頻尿	日中の排尿回数が通常より多い状態。一般的に8回/日以上がめやす
夜間頻尿	夜間、排尿するために起き、そのために困っている状態

▶原因

原因	病態	主な原因疾患
器質的膀胱容量の減少	膀胱の伸展性の低下、膀胱排尿筋の萎縮	放射線治療後、膀胱腫瘍、妊娠
機能的膀胱容量の減少	排尿障害によって生じる残尿により、蓄積できる容量が減少する	前立腺肥大症、尿道狭窄、神経因性膀胱
過活動膀胱	強い尿意を突然感じる	前立腺肥大症、神経因性膀胱
膀胱粘膜の刺激	膀胱壁が知覚過敏になり、頻回に尿意を生じる	膀胱結石、膀胱炎、膀胱異物
多尿	≫p.77	

▶夜間頻尿の分類

夜間多尿	●就寝中につくられる尿の量が多い ●水分・塩分の摂りすぎや高血圧、糖尿病、腎障害、心不全などで生じる
睡眠障害	●睡眠が浅いため、軽度の尿意でも目が覚め、そのついでにトイレに行く
蓄尿障害	●少量の尿でも尿意を感じたり、残尿が多いため、すぐに膀胱がいっぱいになってしまったりする状態 ●神経因性膀胱、前立腺肥大症で生じることが多い

▶看護・治療

- 原因疾患に対する治療：経尿道的ホルミウムレーザー前立腺核出術（≫p.134）、行動療法（膀胱訓練、骨盤底筋体操）など
- 薬物療法：α_1受容体拮抗薬、抗コリン薬、β_2作動薬など
- 生活習慣の見直し：過剰な水分摂取は控える、就寝前のカフェインやアルコールを控える、塩分を摂りすぎないようにする、冬場は部屋を暖かく保つ
- 転倒予防：夜間、足元を明るくする。ポータブルトイレや尿器を使用する

尿量の異常（多尿、乏尿、無尿）

正常より尿量が多いことを多尿、少ないことを乏尿／無尿という。

基準値（尿量）

正常	800～1,500mL/日（成人）	乏尿	400mL/日以下
無尿	100mL/日以下	多尿	2,500mL/日以上

乏尿・無尿の原因・治療

	原因	治療
腎前性腎血流の減少	脱水、出血、心不全、敗血症	補液、止血、心不全の治療
腎性腎実質の障害	急性尿細管壊死、急性糸球体腎炎、腎梗塞、末期腎不全	原疾患の治療、透析療法
腎後性尿路閉塞	前立腺肥大症、前立腺がん、膀胱がん、尿路結石	導尿、膀胱留置カテーテル、経尿道的尿管ステント留置、経皮的腎瘻造設

多尿の原因・治療

原因	非病的多尿	水分、利尿効果の高い飲料（茶、コーヒー、アルコール）の多量摂取
	病的多尿	尿崩症、糖尿病、心因性多飲症
治療	薬物療法	ホルモン製剤（デスモプレシンなど）、サイアザイド系利尿薬
	対症療法	水分摂取量の調整、塩分制限

尿量の異常に対する看護

水分・電解質バランスの維持	● 脱水・溢水予防のため、水分出納（IN/OUT）バランスや体重を観察し、医師の指示にもとづいて対処する ● 電解質（Na、Kなど）の推移を観察し、医師や栄養士と連携して、栄養指導する
頻尿に対する援助	● トイレに近い部屋に移動したり、ベッドサイドで排尿できるよう尿器やポータブルトイレを設置する

尿閉

膀胱内に尿が貯留しているにもかかわらず、排尿できない状態。腎臓での尿生成は正常であり、乏尿・無尿とは区別される。

▶ 分類

完全尿閉	● まったく排尿できない状態
不完全尿閉	● 少量の尿を排出できるが、大部分が残尿として膀胱内に存在する状態
急性尿閉	● 突然排尿がまったく不可能になった状態 ● 強い尿意と下腹部痛を伴う
慢性尿閉	● 下部尿路機能障害が徐々に進行し、排尿後も残尿感が強くなった状態 ● 急性尿閉と比べ苦痛は少ないが、溢流性尿失禁や両側の水腎症をきたす場合もある

 ココ知り

水腎症
- 腎盂・腎杯が拡張している状態をさす。尿路通過障害により、腎盂・腎杯に尿がうっ滞することで生じ、尿路感染症や結石を合併しやすい。
- 検査として、超音波検査や造影CT検査が行われる。

 デキナース

● CT検査では、造影検査を行うことにより多くの情報を得られる。造影剤は腎臓で代謝され尿へ排出されていくが、腎機能が低下している場合、体内からの造影剤の排出が遅延し、結果として副作用が出現するリスクが高くなるため、注意が必要である。

▶ 原因

先天性疾患	● 腎盂尿管移行部狭窄症 ● 巨大尿管症 ● 異所開口尿管	● 膀胱尿管逆流症 ● 重複腎盂尿管 ● 尿管瘤
腎盂・尿管の閉塞	● 腎盂・尿管腫瘍	● 腎・尿管結石
下部尿路閉塞	● 前立腺肥大症 ● 尿道狭窄	● 前立腺がん ● 尿道結石
排尿筋収縮障害	● 神経因性膀胱 ● 直腸がん、子宮がん手術の骨盤神経障害	
薬剤の副作用	● 抗コリン薬 ● 抗ヒスタミン薬	● 抗うつ薬

▶ 観察項目

- ● 1回の排尿量
- ● 排尿回数
- ● 残尿感
- ● 尿意切迫感
- ● 下腹部痛
- ● 腰背部痛
- ● 下腹部膨隆
- ● 腎機能
- ● 薬剤の服用歴
- ● 手術歴

▶ 治療・看護

薬物療法	● 尿道抵抗を低下させる薬剤（α_1受容体拮抗薬など）や排尿筋の収縮を増強する薬剤（コリン作動薬など）を使用する ● 尿閉の原因となる薬剤の使用を中止する
手術療法	● 経尿道的前立腺切除術（TUR-P） ● 経尿道的ホルミウムレーザー前立腺核出術（HoLEP）
間欠自己導尿、 膀胱留置カテーテル	● 前立腺肥大症、神経因性膀胱などによる尿閉や、残尿が多い場合に行う ● 手指の動きやセルフケア能力が十分にある場合は間欠自己導尿が推奨される

尿失禁

▶ 分類・治療・看護（》p.55）

分類		治療・看護
器質性尿失禁	腹圧性尿失禁	● 骨盤底筋体操 ● 干渉低周波治療法（ペリネスタ） ● 尿道の下に医療用テープを設置する中部尿道スリング手術（TOT手術、TVT手術） ● 人工尿道括約筋（AMS800）埋め込み術
	切迫性尿失禁	● 薬物療法（抗コリン薬、β_3 作動薬） ● 骨盤底筋体操 ● 膀胱訓練
	溢流性尿失禁	● 内尿道切開術 ● 経尿道的前立腺切除術（TUR-P）
	反射性尿失禁	● 排尿日誌で反射性尿失禁が起こる膀胱容量を把握して、反射が起こる前に排尿を促す ● 間欠自己導尿の指導を行う
機能性尿失禁		● 排尿パターン（排尿時間や尿量）を把握し、失禁する前に排尿誘導を行う ● 手すりの設置やわかりやすいトイレ標示、着脱の容易な衣服の選択などの環境調整や自助具を利用する

ココ知り

膀胱訓練

過活動膀胱による頻尿、切迫性尿失禁患者への行動療法の１つである。尿意をがまんし１回排尿量を増加させることによって、症状を緩和させる方法である。

▶ 観察項目

- 尿量、排尿時間・間隔、尿意の有無
- 残尿感、残尿量、排尿時痛、排尿困難感、尿意切迫感
- 水分摂取量・タイミング
- 陰部の皮膚の状態（発赤、表皮剥離、疼痛の有無）
- 睡眠状況
- 取り入れている失禁対策（おむつ、パッド、尿器など）
- ADL、認知機能

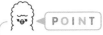

- 骨盤底筋体操とは、骨盤底筋群（尿道、腟、肛門の括約筋）の収縮と弛緩を意識的にくり返すことにより、脆弱化した骨盤底筋を強化する体操である。効果を実感できるようになるには2〜3か月を要するため、継続して行う。

▶ 日常生活のなかでの骨盤底筋体操の姿勢

① まずはリラックスして深呼吸
② 肛門や尿道を締める・ゆるめる（早く・ゆっくり）
③ ①②をくり返す（予防の場合は30回以上、症状がある場合は100回以上）

仰向けで

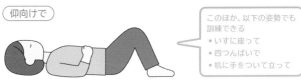

このほか、以下の姿勢でも訓練できる
- いすに座って
- 四つんばいで
- 机に手をついて立って

谷口珠実：骨盤底筋訓練. 日本創傷・オストミー・失禁管理学会編, 新版 排泄ケアガイドブック, 照林社, 東京, 2021：163. をもとに作成

デキナース

- 尿失禁による皮膚障害を予防するためには、①排尿パターンを把握してトイレ誘導やパッド交換を行うこと、②洗浄や保湿を行うこと、③被膜剤を使用して排泄物の付着を防ぐことが重要である。

浮腫

血管内の水分が皮下に漏出し、間質に水分が貯留した状態。浮腫は、左右対称に発症する全身性浮腫と左右非対称に発症する局所性浮腫に分類される。

原因

機序	原因となる病態・疾患	
	全身性浮腫	局所性浮腫
血管内静水圧の上昇 血管内の静水圧が上昇することで血漿の流出量が増加 静水圧上昇／血漿／組織間液／流出量増加／毛細リンパ管	● 心不全 ● 腎不全 ● 肝硬変(門脈圧亢進) ● 甲状腺機能低下症	● 深部静脈血栓症 ● 麻痺 ● 下肢静脈瘤
膠質浸透圧の低下 血管内に水分を引き留めておく作用が低下し、間質の血漿量が増加 膠質浸透圧低下／流出量増加	● 低アルブミン血症 ● ネフローゼ症候群 ● 肝硬変 ● 低栄養	―
血管透過性の亢進 間質に血漿が流出 間質膠質浸透圧発生／流出量増加	● アナフィラキシー ● 敗血症	● 蜂窩織炎 ● 熱傷 ● 局所性アレルギー
リンパ流の障害 リンパ管への流入が低下し、組織液が増加 リンパ流の障害／リンパ管への流入低下	―	● 悪性腫瘍 ● リンパ節郭清後

座間味亮, 柴垣有吾監修:水・ナトリウム代謝. 医療情報科学研究所編, 病気がみえる腎・泌尿器第3版, メディックメディア, 東京, 2019:83. より引用

膠質浸透圧

血漿タンパクによる浸透圧で、血管外の水分を取り込む力のこと。血漿タンパクの中心となる血清アルブミンの濃度によって変化する。

観察項目

皮膚の状態	圧痕、乾燥、熱感、左右差、末梢冷感、チアノーゼ、しびれ、足背動脈の触知
呼吸状態	SpO_2、呼吸音、息切れ、呼吸困難、起坐呼吸、胸部X線撮影
栄養状態	血液検査値（TP、Alb）、食事摂取量
循環状態	血圧、尿量、飲水量、体重
薬剤	利尿薬、ステロイドの使用状況
腹部症状	腹部膨満、緊満

圧痕性浮腫

脛骨前面を指で10秒程度圧迫した後に指を離し、指の痕が残る圧痕性浮腫と、痕が残らない非圧痕性浮腫がある。浮腫は四肢や足背、眼瞼に生じやすい。高度な浮腫では、陰嚢水腫や胸水、肺水腫、腹水を伴う。

治療・看護

保湿	• 保湿性のあるクリームやローションを塗布する • 皮膚脆弱なため、愛護的に清拭を行う
食事内容の工夫	• 塩分・水分の摂取制限を行う
薬物療法	• 原因に合わせて利尿薬、アルブミン製剤、ステロイドを使用する
透析	• 利尿薬のみではコントロール困難な体液過剰では、体外限外濾過法（ECUM）や血液透析で除水する
褥瘡・皮膚損傷の予防	• 褥瘡リスクを評価し、毎日の皮膚観察や弾性包帯などを用いて皮膚を保護する
安楽な体位	• 浮腫のある下肢を挙上する • 胸水貯留による呼吸困難がある場合は、起座位にする

採尿

 尿の性状を調べ、病的状態を把握する目的で採尿を行う。

採尿法の種類

▶ 検査目的によって、尿を採るタイミングや方法が異なる。

採尿方法	自然排尿	初尿	出始めの尿を採取
		中間尿	尿が出てきた最初と最後の尿は捨て、中間部分の尿を採取
		分杯尿	前半と後半で2つのカップに分けて尿を採取
		全尿（全部尿）	出始めからおわりまで、すべての尿を採取
	カテーテル尿		カテーテルを挿入して尿を採取
採尿時間	早朝尿		起床時の尿を採取し、外来に持参する検査
	随時尿		任意のタイミングで行う。外来で行う一般的な尿検査
	24時間蓄尿		24時間尿をためることで、1日の尿量や尿タンパクがわかる検査（»p.74）

デキナース

● 中間尿は陰部を清潔にして、排尿途中の尿を採取することで、外尿道口に付着している成分の混入を防ぐ。

尿の色と考えられる異常

▶ 正常な尿は、淡黄色で透明である。

色	考えられる異常
褐色	濃縮尿
赤色	血尿、ミオグロビン尿
緑色	細菌尿
青色	インジゴカルミン（腎機能検査薬）を使用した場合に見られる

尿定性検査

 尿試験紙に尿をつけ、色の変化で評価する簡易的な検査（尿試験紙法：テステープ）。外来でスクリーニング的に用いる。

検査項目と基準値

検査項目	基準値	異常値を示す場合に疑われる疾患・症状
白血球	陰性	尿路感染症、アレルギー疾患
亜硝酸塩	陰性	尿路感染症
ウロビリノーゲン	弱陽性	肝障害、溶血性貧血
タンパク	陰性	腎疾患、溶血性貧血
pH	5.0〜8.0 （通常6.0程度）	**酸性（＜4.5）**：腎疾患、発熱、脱水、糖尿病
		アルカリ性（＞7.5）：尿路感染症、嘔吐
潜血	陰性	尿路感染症、結石、腫瘍、糸球体疾患
比重	1.002〜 1.030	**高値**：ネフローゼ症候群、脱水
		低値：腎不全、腎盂腎炎、尿崩症、 低K血症、高Ca血症
ケトン体	陰性	内分泌疾患、妊娠
ビリルビン	陰性	肝障害、胆道閉塞
ブドウ糖	陰性	糖尿病

⊙ 採尿後に常温で長時間放置すると、細菌繁殖やpH変化などをきたすため、少なくとも採尿後1時間以内に検査を行う。

尿沈渣・その他の検査

 尿沈渣検査は、尿を遠心分離にかけ、沈殿物の成分を顕微鏡で調べる。膿尿の診断につながる。

▶ 基準値と目的

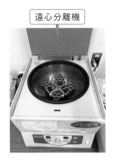

遠心分離機

項目	基準値	目的
赤血球	4個/HPF以下	腎臓や膀胱からの出血
白血球	4個/HPF以下	膀胱炎や腎盂腎炎などの尿路感染症
細菌	4個/HPF以下	

 ココ知り

HPF
- 顕微鏡において400倍拡大したときの1視野のこと。

▶ その他の検査

尿細胞診

▶ 尿中にがん細胞があるかを調べる。

クラス I ～ II	陰性(悪性所見なし)
クラスIII	擬陽性(判定困難)
クラスIV～V	陽性(悪性所見あり)

尿培養

▶ 尿中に細菌がいるかを調べる。

▶ 検体採取の際は、下記の点に注意する。
- 培養検査時は滅菌カップを使用する
- 中間尿もしくはカテーテル尿を、滅菌操作で採取する

尿流動態検査（ウロダイナミクス検査）

 排尿機能を評価するために行う。

膀胱内圧測定

▶ 直腸にカテーテルを入れ、電極をつける。尿道からカテーテルを入れ、生理食塩水を少しずつ注入して、膀胱内に尿をどのくらいためることができるか（膀胱内圧測定）、膀胱内に尿をためているときに排尿をがまんできるか（外尿道括約筋筋電図、尿道内圧測定）、排尿の勢い（尿流測定）、排尿後に膀胱内に尿が残っているか（残尿測定）を測定する。

▶ 膀胱内圧から直腸内圧を引いたものを排尿筋圧（膀胱が収縮する圧）と考える。

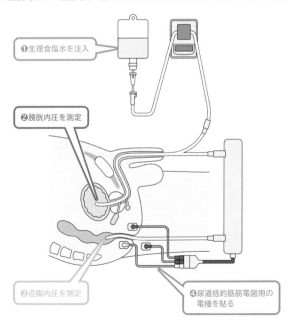

❶生理食塩水を注入

❷膀胱内圧を測定

❸直腸内圧を測定

❹尿道括約筋筋電図用の電極を貼る

87

▶膀胱内圧曲線（正常）

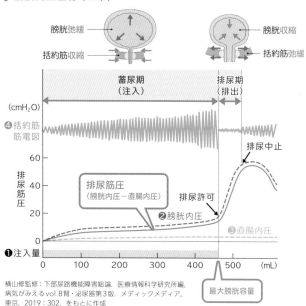

横山修監修：下部尿路機能障害総論. 医療情報科学研究所編, 病気がみえるvol.8腎・泌尿器第3版. メディックメディア, 東京, 2019：302. をもとに作成

尿流測定

 尿流測定（ウロフロメトリー検査：UFM）は、最大尿流率、平均尿流率、尿流時間、1回排尿量を測定し、排尿障害の有無を確認する。

検査方法

❶検査前に尿が膀胱内にたまっているか確認する

❷患者より排尿の訴えがあれば、検査室に案内し、患者にセンサーを設置した機械に排尿するよう説明する

❸排尿後、超音波で残尿測定を行う

尿流量の基準値

軽度	15mL/秒以下
中等度	10mL/秒以下
重症	5mL/秒以下

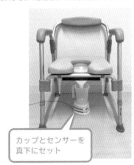

カップとセンサーを真下にセット

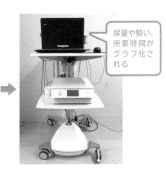

尿量や勢い、所要時間がグラフ化される

検査

尿流動態検査／尿流測定

残尿測定

● 排尿直後に膀胱内に残っている尿量を測定する検査。

● 残尿量が50mL以上で異常と考えることが多いが、明確な規定はない。

 POINT

⊙ 健康な人の排尿時間は、20〜30秒程度で、250〜400mL程度排尿される（最大尿流率は15mL/秒以上）。

尿量曲線（正常）

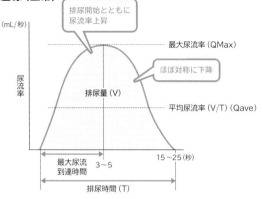

排尿開始とともに
尿流率上昇

（mL/秒）

最大尿流率（QMax）

ほぼ対称に下降

尿流率

排尿量（V）

平均尿流率（V/T）（Qave）

最大尿流
到達時間

3〜5

15〜25（秒）

排尿時間（T）

デキナース

● 緊張によって排尿量が変わるため、患者のプライバシーに配慮し、羞恥心を軽減できるよう努める。

腎機能・電解質

 腎機能の指標としては血清クレアチニン（Cr）や尿素窒素（BUN）がある。電解質は身体の機能の維持や調整に必要で、腎機能障害があると異常値を示す。

腎機能の指標

検査項目	基準値	解説
血清クレアチニン（Cr）	男性：0.65〜1.07mg/dL 女性：0.46〜0.79mg/dL	• クレアチニンは糸球体で濾過され、尿細管では再吸収されないため、糸球体濾過量の指標となる • 腎機能低下によってCrは上昇する
尿素窒素（BUN）	8.0〜22.0 mg/dL	• BUNは血液中の尿素に含まれる窒素を測定したもの。窒素はタンパク質や組織を分解したときの最終代謝物 • 上昇時の原因：腎機能の低下（腎臓での尿素排泄量の低下）、尿量の減少（脱水などで尿細管での尿素の再吸収が増加）、タンパク質の多量摂取など • 低下時の原因：尿崩症などで尿量の増加する場合（腎臓での尿素排泄量の増加）、肝不全による尿素合成の減少、タンパク質の摂取不足など
クレアチニンクリアランス（Ccr）	男性：78.1〜133.3 mL/分/1.73m^2 女性：64.9〜114.3 mL/分/1.73m^2	• 24時間蓄尿（尿中クレアチニン）と採血（Cr）から腎機能（糸球体濾過量）を調べる検査
尿酸（UA）	2.1〜7.0mg/dL	• 尿酸はプリン体の最終代謝物 • 尿酸値が高値だと、尿路結石や痛風発作の原因となる

検査方法や施設により基準値が異なる場合があります。

推算糸球体濾過量（eGFR）

検査項目	基準値	解説
推算糸球体濾過量（eGFR）	60mL/分/1.73m²以上	• 血液中のクレアチニン、性別、年齢をもとに算出する糸球体濾過量（GFR）を推算した値 • 値が低いほど、腎機能が低下していることを示す

eGFR値	G1 ≧90	G2 89〜60	G3a 59〜45	G3b 44〜30	G4 29〜15	G5 <15
腎機能の評価	正常または高値	正常または軽度低下	軽度〜中等度低下	中等度〜高度低下	高度低下	高度低下から末期腎不全

日本腎臓学会編：エビデンスに基づくCKD診療ガイドライン2023. 東京医学社, 東京, 2023：4. をもとに作成

電解質の指標

検査項目	基準値	症状	
		上昇時	低下時
ナトリウム（Na）	138〜145 mEq/L	口渇、昏睡、けいれんなど	悪心・嘔吐、下痢、頭痛、倦怠感、脱力、傾眠、浮腫、昏睡
カリウム（K）	3.6〜4.8 mEq/L	悪心・嘔吐、下痢、手指や口唇のしびれ、脱力感、致死的不整脈（心室細動、心停止）	倦怠感、頻尿、多尿、不整脈、筋力低下、低血圧
カルシウム（Ca）	8.8〜10.1 mg/dL	易疲労感、筋力低下、悪心・嘔吐、便秘、高血圧、QT短縮、徐脈、テタニー（持続性低Ca血症）	テタニー、けいれん、QTの延長、低血圧、心不全、皮膚乾燥
リン（P）	2.7〜4.6 mg/dL	石灰化	心不全、意識障害、筋力低下

その他の項目

 採血は原因検索や治療効果を確認する目的で行う。

項目	検査項目	基準値	解説
炎症反応	CRP	0.14mg/dL以下	• 細菌・ウイルス感染、炎症、腫瘍などで上昇
血球	白血球（WBC）	3,300〜8,600μL	• 細菌性感染症で高値 • 白血病などの血液疾患
	赤血球（RBC）	男性435万〜555万/μL 女性386万〜492万/μL	• 高値の場合は多血症、脱水による血液の濃縮など • 低値の場合は貧血など
	血色素（ヘモグロビン：Hb）	男性13.7〜16.8g/dL 女性11.6〜14.8g/dL	
	血小板(PLT)	158〜348×10³/μL	• 低値で出血傾向になる
タンパク関連	総タンパク（TP）	6.6〜8.1g/dL	• 高値で脱水、グロブリンタンパク異常 • 低値の場合は低栄養、ネフローゼ症候群、重症肝障害（肝硬変、肝炎）など
	アルブミン（Alb）	4.1〜5.1g/dL	
凝固異常	PT - INR（標準比）	0.85〜1.15	• 止血機能を確認するための検査 • PT - INRはワーファリン内服で延長する。APTTはヘパリン療法のモニタリングにも利用
	活性化部分トロンボプラスチン時間（APTT）	25〜40秒	

項目	検査項目	基準値	解説
脂質異常	HDLコレステロール（善玉）	男性38〜90mg/dL 女性48〜103mg/dL	・LDL－C、HDL－Cが高値の場合は脂質異常症 ・LDL－Cの高値、HDL－Cが低値の場合は肥満、喫煙、運動不足が原因であり、動脈硬化を引き起こす。心筋梗塞や脳梗塞につながる ・TGが低値の場合は低栄養など
	LDLコレステロール（悪玉）	65〜163mg/dL	
	中性脂肪（TG）	男性40〜234mg/dL 女性30〜117mg/dL	
血糖	血糖値	73〜109mg/dL	・高値で糖尿病、膵臓がん、ホルモン異常など
	HbA1c	4.9〜6.0%	・1〜2か月の血糖値の平均 ・高値で糖尿病

ホルモンに関する検査

項目	原因となる疾患
レニン、コルチゾール、副腎皮質ステロイドホルモン（ACTH）、アルドステロン	副腎疾患（クッシング症候群）、原発性アルドステロン症など
HANP、BNP	心不全、体液過剰

泌尿器科の腫瘍マーカー

項目	基準値	説明
PSA	4.0ng/mL以下	・前立腺がんの腫瘍マーカー ・高値で診察が必要

薬物血中濃度とTDM

- 薬物血中濃度とは、薬剤の成分が血液中にどのくらい含まれているかを表す指標のことである。
- 薬剤は薬物血中濃度が「低い」と効果が得られず、「高い」と腎障害などの副作用が生じるため、適切な血中濃度で投与する必要がある。
- 薬物血中濃度の最も高くなる値をピーク値、最も低くなる値(薬を投与する直前の値)をトラフ値という。

薬物血中濃度

ピーク値
(血中濃度最高値)

危険域(中毒域)

有効域(治療濃度域)

AUC

1/2

半減期

無効域

トラフ値
(血中濃度
最低値)

↑ TMax   ↑   時間
投与 最高血中濃度到達時間 投与

- 薬物血中濃度時間曲線下面積(AUC)とは薬物血中濃度×時間の曲線面積を指し、どのくらい体内で薬が作用しているのかを表している。
- 患者の肝機能や腎機能、併用している薬や食事によって血中濃度が変動する可能性があるため、患者ごとに血中濃度を測定して投与量を決定することを薬物血中濃度モニタリング(TDM)という。
- TDMが推奨される薬剤の例として、抗菌薬(テイコプラニンやバンコマイシンなど)や免疫抑制薬(タクロリムスやシクロスポリンなど)がある。

テキナース
- 薬物血中濃度を測定する場合、薬剤の投与時間を守り、医師に指定された時間に採血する必要がある。内服を自己管理している患者には、指定の時間に内服するよう指導する。

腹膜平衡試験（PET）

 腹膜透析液の排液と採血から腹膜の機能を調べる試験。

▶ 目的

▶ 患者ごとに腹膜の透過性は異なるため、腹膜の機能を評価することで腹膜透析液の濃度や量、貯留時間、交換回数を決定する。

▶ 腹膜透析を継続することで腹膜は劣化するため、腹膜機能を経時的に評価する必要がある。

▶ 方法（一例）

❶ PET前日は7時、11時、15時、19時、23時、PET当日は7時、11時で腹膜透析を行うPET前日の11時からPET当日の11時までは排液を保存する

❷ PET当日の11時に注排液を行った後、排液を採取する（PET前日の11時からPET当日の7時までの排液を夜間排液分、PET当日の11時排液を当日排液分として採取する）

❸ PET当日の11時に採血を行う

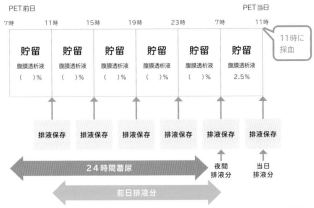

＊尿量はスピッツと検査表に必ず記載

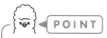

⊙ PETと同時に24時間蓄尿を行う。残腎機能を確認し、1日何回、腹膜透析液を交換するとよいか推定するために行う。

デキナース
- 医師の指示通りに腹膜透析や採血を行うことが重要である。
- 排液を誤って捨てたり、どの時間の排液かわからなくなると検査ができなくなる。そのため、看護師は排液の管理に注意し、患者にも認知機能に合わせて説明する。

PETの検査結果

- ブドウ糖吸収率（D/D0）を水分除去、クレアチニン除去率（D/P）を溶質除去の指標とする。
- ブドウ糖吸収率やクレアチニン除去率を当てはめて、「L」「LA」「HA」「H」の4つのカテゴリーに分類できる。

PET曲線

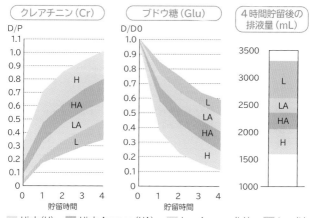

| High（H） | High Average（HA） | Low Average（LA） | Low（L） |

D/P＝排液中の（補正）Cr濃度（0、2、4時間目）／血液中の（補正）Cr濃度（2時間目）
D/D0＝排液中のGlu濃度（0、2、4時間目）／排液中のGlu濃度（0時間目）

Twardowski ZJ, Nolph KD, Prowant BF, et al. Peritoneal equilibration test. *Pert Dial Int* 1987；7：138-148. バクスター株式会社：PET 操作手順マニュアル：7.
https://www.baxterpro.jp/sites/g/files/ebysai771/files/2020-09/24H_PETmanual.pdf
（2024.4.10.アクセス）より引用

▶ PETカテゴリー別腹膜透析の処方

▶ カテゴリーから腹膜透過性を評価して患者に合った処方を行う。

PETカテゴリー		H（High）	HA（High Average）	LA（Low Average）	L（Low）
溶質除去	クレアチニン除去率	0.81〜1.03	0.5〜0.8		0.34〜0.49
	腹膜透過性	高い	平均的		低い
除水	排液量	1,580〜2,084mL	2,085〜2,650mL		2,651〜3,326mL
特徴		除水が不足	除水・溶質除去も良好		溶質除去が不足
処方のポイント		貯留時間が長すぎると排液量が減少するため、回数を増やす ➡ 自動腹膜透析（APD）向き	連続携行式腹膜透析（CAPD）・APDのどちらでも管理は良好		溶質除去に時間がかかるため、昼間も透析液を貯留する必要がある ➡ CAPD向き

バクスター株式会社：PET 操作手順マニュアル：7.
https://www.baxterpro.jp/sites/g/files/ebysai771/files/2020-09/24H_PETmanual.pdf
（2024.4.10.アクセス）をもとに作成

デキナース
● 1つの検査結果だけで判断するのではなく、総合的にみてアセスメントする必要がある。

超音波 (エコー) 検査

 超音波を使用して画像化することで臓器(腎臓、副腎、尿管、膀胱、前立腺)を観察し、腫瘍・結石などの病変を確認する非侵襲的な検査である。

主な種類

検査部位	姿勢	鑑別
前立腺エコー	仰臥位	前立腺肥大、前立腺がんなど
腎エコー	腹臥位	腎腫瘍、腎盂腫瘍、腎結石、腎嚢胞、水腎症など
膀胱エコー	仰臥位	膀胱腫瘍、膀胱憩室、膀胱内血種など

腎エコー (水腎症の例)

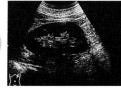
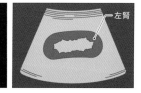
左腎

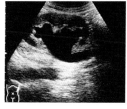
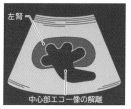
左腎

中心部エコー像の解離

● 残尿測定は排尿後に行う。
● 膀胱エコーは尿を貯留した状態で行うため、排尿前に行う。

X線検査

 脂肪や骨などによってX線の透過度が異なることを利用して画像化する。短時間に行うことができ、低侵襲な検査である。

▶ 腹部単純X線撮影（KUBの例）

▶ 腎臓、尿管、膀胱が1枚に収まるよう撮影する。

▶ 結石または尿路の石灰化の有無、腎臓の位置やサイズの異常の有無、悪性腫瘍の骨転移の有無、カテーテルの位置確認などを目的に行う。

正常像	撮影部位・読影のポイント

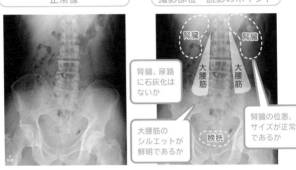

腎臓、尿路に石灰化はないか

大腰筋のシルエットが鮮明であるか

腎臓

大腰筋

腎臓の位置、サイズが正常であるか

膀胱

▶ 胸部単純X線撮影（心胸郭比の例）

▶ 心胸郭比（CTR）とは、胸の幅に対する心臓の大きさの割合のこと。心胸郭比が50%以上で心拡大と判断され、労作時呼吸困難や起坐呼吸などの症状がみられる。

▶ 透析患者ではドライウェイトを決める指標となる。

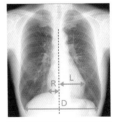

$$CTR(\%) = \frac{心臓最大横径}{肺野部最大横径} \times 100$$

$$= \frac{R + L}{D} \times 100$$

R：右正中間隔（最も右の点）
L：右正中間隔（最も左の点）
D：肺野部最大横径

透視検査

 X線を持続的に使用し、身体のなかの造影剤の動きをモニターなどにリアルタイムに描き、検査や治療を行う。

主な方法

項目	描出される部位	鑑別・特徴
排泄性尿路造影（IVU）	• 腎盂・腎杯、尿管、膀胱 • 腎臓の輪郭	• 静脈内に造影剤を注入し、腎臓から尿中に排泄されることを利用し、腎機能、腎盂・腎杯・尿管・膀胱の形態を可視化できる
点滴静注腎盂造影（DIP）（≫p.102）	• 腎臓から膀胱	• IVUで腎盂〜尿管の像や病変部位がはっきりしない場合に行う • 腎機能が低下していても腎・腎盂が造影され尿路の描出が明瞭
逆行性腎盂造影（RP）	• 腎盂・腎杯、尿管	• 膀胱鏡下で尿管にカテーテルを挿入し腎盂まで造影を注入し撮影する • IVU、DIPで映らなかった腎盂や腎杯の病変を知ることができる
逆行性膀胱造影（CG）	• 膀胱 • 逆流があれば尿管、腎盂・腎杯まで	• 外尿道口から膀胱内までネラトンカテーテルを挿入し、造影剤を注入して撮影する • 膀胱の形や欠損がないか確認できる • 神経因性膀胱、膀胱がん、膀胱瘻、膀胱尿管逆流などを診断する
排尿時膀胱尿道造影（VCUG）	• 膀胱、尿道（尿管、腎盂、腎杯）	• 膀胱内に造影剤を入れた状態から患者に排尿させて、排尿時の像をもとに尿管や腎盂を描写する • 膀胱尿管逆流を調べる
尿道膀胱造影（UCG）	• 尿道から膀胱	• 外尿道口から尿道造影用カテーテルを使用して、尿道内に造影剤を注入し、撮影する • 尿道狭窄や前立腺病変を診断する • 前立腺全摘除術後、バルーンカテーテル抜去前にリークがないか確認する

101

点滴静注腎盂造影（DIP）の一例

正常	水腎症

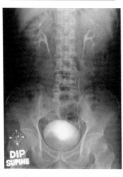 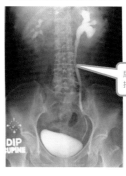

尿路が鮮明に
描出される

POINT

- 逆行性腎盂造影（RP）検査後は、発熱、膀胱刺激症状（頻尿・尿道痛・血尿）を観察する。
- 尿管浮腫のため、無尿、乏尿などを起こすことがあるので尿量や尿の性状に注意する。
- CG、VUCG、UCGは検査前に排尿を済ませておく。
- 発熱、頻尿、排尿時痛、排尿困難、出血などを生じたら、急性腎盂腎炎や急性膀胱炎など合併症が考えられる。

デキナース

- 造影剤を使用する場合、アレルギーの確認を行う。ヨード造影剤を使用した場合、過敏症状（悪心・嘔吐、発赤・蕁麻疹、呼吸困難、血圧低下、動悸、冷汗）に注意する。
- 感染予防や造影剤の排泄を促すため、水分を摂るよう説明する。

腎生検・移植腎生検

 腎生検は超音波ガイド下で経皮的に腎組織を採取する検査。腎臓疾患の確定診断、予後、治療方針を決定するために行う。

検査方法と合併症

検査前の準備	● 安静と血尿観察の目的で膀胱留置カテーテルを挿入し、末梢ルートを確保する
検査方法	❶患者は腹臥位をとり、超音波（エコー）ガイド下で腎臓の位置を確認する ❷消毒後、局所麻酔を行う ❸腎臓を穿刺後、用手的に圧迫止血を行う ❹圧迫止血後、エコーで腎臓の血腫の確認する
合併症	● 出血・血尿 ● 迷走神経反射（徐脈や血圧低下、悪心・嘔吐）

 デキナース ● 検査中は患者も緊張するので、安心できるように声をかけ、検査後は安静が守ることができるよう介助を行うことも大切。

移植腎生検による検査

▶ 腎移植後、拒絶反応の有無や免疫抑制薬の調整など、今後の治療方針決定のために行う。

▶ 検査の流れは腎生検と同じだが、膀胱留置カテーテルは挿入せず、移植腎は腹部にあるため、仰臥位で行う。

プロトコル移植腎生検　移植して3か月後、1年後に定期的なフォロー目的で行う

エピソード移植腎生検　拒絶の疑いがあり、確定診断のために行う

POINT

⦿ 腎生検後は医師の指示で徒手圧迫と砂嚢にて圧迫止血とベッド上安静を行い、出血がなければ3時間後に砂嚢を除去し、6時間後（移植腎生検では3時間後）に歩行可能となる。

検査

透視検査／腎生検・移植腎生検

前立腺生検

 前立腺の組織を採取して、がんの有無を調べる検査。前立腺生検には経直腸式と経会陰式の２つの方法がある。

▶ 方法

❶経会陰式	会陰部から穿刺する
❷経直腸式	直腸から穿刺する

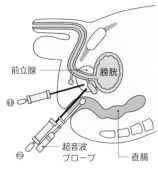

前立腺　膀胱

❶

❷　超音波プローブ　直腸

▶ 目的

▶ PSA（前立腺がんの腫瘍マーカー）が高値（4.0 ng/mL 以上）で前立腺がんが疑われる場合、前立腺生検を行うことで確定診断を行う。

▶ 検査方法と合併症

検査方法	❶肛門から超音波プローブを挿入し、前立腺の状態を確認する ❷麻酔の注射を行う。麻酔方法は、全身・腰椎（下半身）・局所麻酔がある ❸超音波で見ながら前立腺に針を刺して、組織を10〜15か所程度採取する
合併症	• **出血・血尿**：前立腺は尿道を取り囲むように位置するため、血尿が出ることがある。精液に血が混じることもある • **感染**：前立腺に針を刺すため細菌が侵入して感染する可能性がある（前立腺炎）。発熱や穿刺部の腫れなどが起こる場合、抗菌薬を投与する • **尿閉**：前立腺に針を刺すため、前立腺がむくむことで排尿障害が起こる • **血便**：経直腸生検の際に起こる可能性がある
検査後の指導	• 感染予防のため、水分をしっかり摂るよう説明する • アルコールは血管を拡張する作用があるため控え、自転車やバイクなど股間を圧迫する乗り物の運転は控えるよう説明する • 血尿が続き、38.0℃を超える発熱があれば、受診するよう説明する

デキナース

• 抗凝固薬を内服している場合、内服を中止する必要がある。検査前には中止できているか確認する。
• 前立腺生検は外来でも行われる。腰椎麻酔を行う場合はしびれやふらつきに注意する。検査後、医師の指示で安静を保ち、出血などがなければ帰宅可能となる。

膀胱鏡検査

内視鏡を尿道から挿入して、尿道や膀胱内を観察する。

目的

▶ 膀胱がんの診断、血尿や排尿障害の精査（尿道狭窄、尿管結石、間質性膀胱炎など）、ステントの留置や抜去、膀胱がん治療後の再発観察のために行う。

膀胱鏡の種類

硬性鏡

太くて硬いが観察しやすい

軟性鏡

（画像提供：オリンパスマーケティング株式会社）

やわらかくて細いが視野が確保できないことがある

検査

前立腺生検／膀胱鏡検査

検査方法と合併症

検査方法	❶患者には検査着に更衣してもらい、砕石位をとる ❷外尿道口を消毒する ❸内視鏡にゼリーをつけて、尿道口から挿入する ❹生理食塩水で膀胱内を満たし、尿道や膀胱内を観察し、膀胱がんが疑われる場合は組織を採取して生検を行う
合併症	● 出血：検査時の操作で膀胱や尿道を傷つけることで、出血の可能性がある ● 感染：操作による細菌の侵入による膀胱炎や腎盂腎炎、前立腺炎 ● 尿閉：操作による前立腺や尿道の浮腫によって起こる
検査後の指導	● 尿路感染予防のため、水分（1,000mL以上）を十分摂る ● 2、3日は排尿時痛や排尿困難感、薄い血尿が出る可能性がある。トマトジュースのような血尿が続く場合、もしくは排尿時痛や排尿困難感が続き、38.0℃を超える発熱があれば、受診する

● 検査中は、患者の不安を取り除くように声をかける。
● 露出部位は最小限になるよう配慮し、保温を行う。

腎代替療法（RRT）

 腎代替療法には、透析療法（血液透析と腹膜透析）と腎移植がある。

腎代替療法の種類

	血液透析	腹膜透析	腎移植
方法	• ブラッドアクセスを利用して、血液中の老廃物を除去し、水分や電解質の調整を行う • ダイアライザーを利用する	• 腹部にカテーテルを埋め込み、カテーテルを通して透析液の注排液を行う • 腹膜を利用して透析を行う	• 生体腎移植と献腎移植がある • 手術によって腎移植を行う • 根治的治療
代替できる腎機能	10％程度	5％程度	50％程度
生活の制約	多い（通院による時間的拘束がある）	やや多い（透析液の交換を1日に数回）	ほぼなし（免疫抑制薬の内服程度）
通院回数	1日数時間、週3回	月に1、2回	移植後1年以降は月1回
食事・飲水	制限多い（タンパクや水、塩分、K、P）	制限やや多い（水、塩分、P）	ほぼ制限なし
入浴	透析後は制限あり	腹膜透析カテーテルの保護が必要	制限なし
旅行	制限あり（透析施設の確保）	制限あり（透析液と周辺機器の準備が必要）	ほぼ制限なし

適応

▶ eGFR15 mL/分/1.73 m^{2}以下になった時点で透析導入の必要が生じるが、透析導入時期は腎不全の症状や日常生活への影響を考慮して総合的に判断する。

血液透析導入の判断

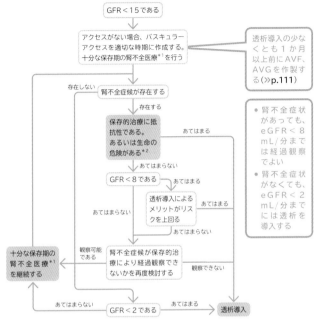

*1　多職種による包括的な医療を促す
*2　高カリウム血症、うっ血性心不全の存在、高度アシドーシス、尿毒症による脳症、心膜炎など
日本透析医学会：維持血液透析ガイドライン：血液透析導入．日透析医学会誌 2013；46(12)：1138.
より転載

透析と移植の導入時期

▶ **腹膜透析**は、水分や物質の除去などを残腎機能によって行うため、残腎機能
の残された時期に開始する。

▶ **先行的腎移植**は全身麻酔下での手術が必要であり、腹膜透析導入よりも余裕
のある時期に行う。

▶ **血液透析**は、腹膜透析導入よりも遅い時期で腎不全のコントロールが困難となっ
た時点で検討される。

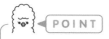

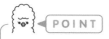**POINT**

⊙ eGFR15mL/分/1.73m^{2}以下に至った時点で腎代替療法の説明を行い、治療方針を決定するときには共同意思決定（SDM）のプロセスをとることが望ましい。

デキナース

● 血液透析、腹膜透析、腎移植のいずれについても情報提供し、患者が十分に理解し、納得したうえで治療方針を選択できるように支援を行う必要がある。

● 患者の人生を左右するため、治療方針の決定は患者と医師が協働して行うことも大切である。

ココ知り

共同意思決定（SDM）

● SDMとは「意思決定支援の1つの方法であり、複数ある選択肢のなかで、患者と医療チームが協働で患者にとって最良の医療とケアの決定を下すに至るためにくり返し話し合うプロセスである」[1]と定義されている。

血液透析

 血液透析とはシャント(»p.111)やカテーテルから血液を取り出し、ダイアライザーを通して余分な水分や老廃物を取り除き、血液中の電解質の調整を行って、血液を再び身体に戻す治療である。

特徴

- 血液透析は、医療機関もしくは自宅で行う
- 週3回、1回4時間程度かかる
- 心機能や腎機能に負担がかかる
- 残存腎機能の低下が早い

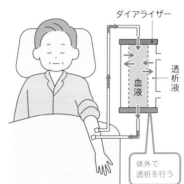

ダイアライザー

透析液

血液

体外で透析を行う

血液透析中の合併症

不均衡症候群	● 細胞内外で老廃物に差が生じて脳浮腫が起こり、頭蓋内圧が亢進する。そのため、頭痛や悪心・嘔吐、倦怠感、重症だとけいれんや意識障害が起こる ● 通常は一過性で、数時間〜24時間以内に消失する ● 透析導入時に起こりやすい
血圧の低下	● 除水量が多いと循環血液量が減り、血圧が下がる ● 狭心症や心不全が原因になることもある ● 生あくび、悪心、腹痛、冷汗などの症状が現れる
筋けいれん	● 急激な除水や電解質バランスの崩れによって、手足のつりが起こる
不整脈	● 急激な除水や電解質バランスの崩れによって、動悸や脈の乱れが起こる

維持透析時の合併症

▶ 透析を長期間行うことで、下記の症状が現れることがある。

貧血	● 腎臓からエリスロポエチン（EPO）が十分に分泌されず、貧血になる ● 動悸や息切れ、めまいなどの症状が起こる
掻痒感	● 老廃物が十分に除去されていないことやアレルギー、皮膚の乾燥、高リン血症などが原因で生じる
透析アミロイドーシス	● 透析では十分に除去できないタンパク質（β_2-MG）が骨や関節に沈着することで、手足にしびれや痛みなどが起こる
骨粗鬆症	● 腎不全の高リン血症や低Ca血症などの代謝異常により、骨がもろくなる
感染症	● 感染に対する抵抗力が低下しており、シャントの感染や尿路感染、肺炎などが起こる
血流障害	● 腎不全による動脈硬化
悪性腫瘍	● 腎不全による発がん物質の蓄積や免疫の低下によって、悪性腫瘍の発生率が高い

デキナース

● 透析患者は水分やK、リンなど食事制限が必要となる。体重や血圧を測定し、水分を摂りすぎないよう指導していく。
● 足の観察やケア（清潔に保ち、傷ができないよう靴下で保護するなど）を行うように指導する。

ココ知り

● 通常の血液透析のほかに、血液浄化療法には血液濾過透析（HDF）や体外限外濾過（ECUM）、持続的血液濾過透析（CHDF）などの種類がある。
● アフェレシスは血液中から病気の原因となる物質を除去する治療で、血漿交換療法と吸着式血液浄化療法がある。

血液透析の
バスキュラーアクセス

 血液透析を行うには多くの血液を体外に出して体内に戻す必要があり、その経路のことをバスキュラーアクセスという。

シャントの種類

▶ 第一選択はAVFで、血管が乏しい場合はAVGを選択する。

▶ 透析導入の少なくとも1か月以上前にAVF、AVGを作製する。

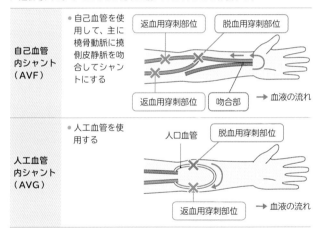

| 自己血管
内シャント
（AVF） | ● 自己血管を使用して、主に橈骨動脈に橈側皮静脈を吻合してシャントにする |
| 人工血管
内シャント
（AVG） | ● 人工血管を使用する |

ココ知り

● 血液透析時に十分な血液量を確保できるよう、皮膚の下で動脈と静脈をつないだものを内シャントという。自己血管を使用したものをAVF、血管が細いなどの理由で人工血管を使用する場合はAVGという。

● 内シャントは透析時に針を刺すため、透析を行う約2時間前には痛み止めのテープを貼付する。

111

▶ シャント造設後の合併症

狭窄・閉塞	● シャント音は「ヒューヒュー」という高音を聴取するか、まったく聞こえない ● スリルが弱くなる ● 狭窄を疑う場合、医師に報告する。血栓除去やシャントPTA（下記）などの再手術が必要になる可能性がある
出血	● 創部から出血していないか、腫脹がないか確認する
感染	● 発赤、腫脹、疼痛、排膿などがみられる
神経症状	● しびれがないか、離握手ができるか観察する

デキナース

● 術後は、シャントの管理について以下のように指導する。

閉塞予防	● シャント肢での採血や血圧測定を避け、腕時計をつけたり、重いものを持ったり、手枕をしない ● シャント部に耳を当てて、音がするかを確認する
感染予防	● シャント部に発赤や腫脹、疼痛がないか観察する ● 透析日には、穿刺部を濡らすと感染の原因になるため、透析後の入浴を避けるよう説明する
シャント運動	● 造設術後、シャントはすぐには使えないため、シャントが発達して早く使えるよう、シャント運動（シャント側の手で、ボールなどを握ったり緩めたりをくり返す）をするよう説明する

▶ シャントPTA（経皮的シャント拡張術）

▶ シャント部から造影を行い、狭窄または閉塞部位を確認する。

▶ 狭窄があれば、その部位にカテーテルを挿入し、バルーンで血管を拡張させる。

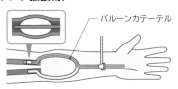

バルーンカテーテル

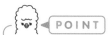

POINT

⊙ 術後はバイタルサイン、シャント音、スリル、出血、疼痛、腫脹の有無を確認する。

⊙ 異常を発見した場合は、すみやかに医師に報告する。

郵便はがき

料金受取人払郵便

小石川局承認

8069

差出有効期間
2026年4月
20日まで

（このはがきは、
切手をはらずに
ご投函ください）

112-8790
065
（受取人）

東京都文京区

小石川二丁目三─二三

照林社　書籍編集部行

‖‖‖

□□□-□□□□　TEL　　－　　　－

都道　　　　市区
府県　　　　郡

（フリガナ）　　　　　　　　　　　　　　　　　　　　年齢

お名前　　　　　　　　　　　　　　　　　　　　　　　　歳

あなたは　1.学生 2.看護師・准看護師 3.看護教員 4.その他（　　　　　　　）

学生の方　1.大学 2.短大 3.専門学校 4.高等学校 5.その他（　　　　　　　）
　　　　　1.レギュラーコース　2.進学コース　3.准看護師学校

臨床の方　病棟名（　　　　　　　　　　　　　　　　　）病棟
　　1.大学病院 2.国立病院 3.公的病院（日赤、済生会など）4.民間病院（医療法人など）5.その他（　　）

その他の所属の方　所属先　1.保健所　2.診療所　3.介護施設　4.その他（　　　　　）

今後、出版物（雑誌・書籍等）のご案内、企画に関係するアンケート、セミナー等の案内を希望される方はE-mailアドレスをご記入ください。

E-mail

ご記入いただいた情報は厳重に管理し第三者に提供することはございません。

『Cocco mina　腎・泌尿器』
愛読者アンケート

(200615)

★アンケートにお答えいただいた方、先着100名様に
オリジナルクリアファイルをプレゼント！

★ご愛読ありがとうございました。今後の出版物の参考にさせていただきますので、アンケートにご協力ください。

●現在、看護師になって何年目ですか？
　1.1年目　2.2〜4年目　3.5年目以上

●本書はどのようにして購入されましたか？
　1. 書店で　2. インターネット書店で　3. 学会等の展示販売で
　4. その他（　　　　　　　　　　　　　　　　　　　　　　　　　　）

●本書を何でお知りになりましたか？(いくつでも)
　1. 書店で実物を見て　2. 病院・学校から紹介されて
　3. 友人・知人に紹介されて　4. 書店店員に紹介されて　5. チラシを見て
　6. エキスパートナース・プチナースの広告を見て　7.SNS で
　8. インターネットで調べて　9. その他（　　　　　　　　　　　　　　　）

●本書をごらんになったご意見・ご感想をお聞かせください。
　表紙は（よい　悪い）定価は（高い　普通　安い）
　本の大きさは（ちょうどよい　小さすぎる）

●本書で役立った内容を具体的にお教えください。

●本書で足りなかった点、今後追加してほしい内容を具体的にお教えください。

●今後あなたが欲しいと思う本の内容・テーマは何ですか？

ご回答ありがとうございました。ご記入いただいた内容は、個人が特定されない範囲で書籍の広告宣伝等に使用させていただくことがございます

非カフ型カテーテル（短期留置カテーテル）

▶ バスキュラーアクセスの1つ。

▶ 内シャントは、透析に用いるには作製後2週間程度の時間が必要であるため、緊急で透析が必要な場合は内頸静脈や大腿静脈にカテーテルを留置する。

▶ そのほかにも、シャントや長期留置カテーテルが閉塞して使用できないような緊急の場合に留置する。

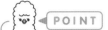

POINT

⊙ 感染を起こしやすいため、2週間～1か月程度しか利用できず、長期になる場合は入れ替えが必要となる。留置している期間は入院で管理する。

カフ型カテーテル（長期留置カテーテル：TCC）

▶ バスキュラーアクセスの1つ。カフ型カテーテルはカフが細菌の侵入を防ぐため、長期利用、外来通院が可能である。

▶ AVFやAVG造設が困難、高度の心不全、四肢拘縮や認知機能の低下による穿刺が困難、小児の透析などの場合に適応となる。

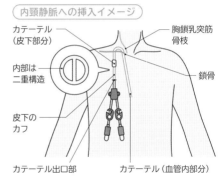

内頸静脈への挿入イメージ

カテーテル（皮下部分）
胸鎖乳突筋骨枝
内部は二重構造
鎖骨
皮下のカフ
カテーテル出口部
カテーテル（血管内部分）

デキナース

● 感染徴候（発赤や排膿、疼痛）がないか、日々観察することが必要である。

● 洗髪やシャワー浴の際には感染予防のため、防水することが大切である。

● 退院前に、受診すべき症状や防水対策の方法を具体的に指導していく。

腹膜透析（PD）

腹腔内に直接透析液を注入して一定の時間貯留することで、血液中の老廃物や余分な水分を取り除く方法。腹膜を透析膜として使い、拡散と浸透の原理を利用する。

特徴

- 透析効率は低いが、残存腎機能は比較的長く保たれる。
- 腹膜が劣化するため、治療期間が8年程度と限られる。
- 在宅で毎日透析液の交換を行う。通院は月1、2回。

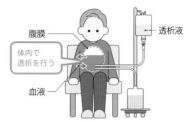

腹膜
透析液
体内で透析を行う
血液

CAPDとAPDの違い

連続携行式腹膜透析（CAPD）	自動腹膜透析（APD）
• 患者自身、家族が透析液を交換する • 1日数回、1回約30分程度の時間がかかる	• 自動腹膜灌流装置を使用して、自動的に透析を行う • 1日1回、就寝中に約8時間行う

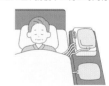

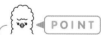

POINT

- ⊙ CAPDとAPDは、患者の生活背景や生活リズムに合わせて選択する。状況によってCAPDやAPDを併用する場合もある。
- ⊙ 腹膜透析だけでは透析効率や除水量が不足している場合に、週1回程度、血液透析を行い腹膜透析と併用するハイブリッド療法が行われることもある。

腹膜透析カテーテルの留置・管理

 腹膜透析カテーテルを留置するにはSMAP法とSPIED法がある。

SMAP法

▶ 皮下に腹膜透析カテーテルを埋め込み、数週間後のPD開始時期に出口部形成を行う。

▶ 手術を2回に分けて行う段階的導入方法である。

出口部形成後と皮下トンネル

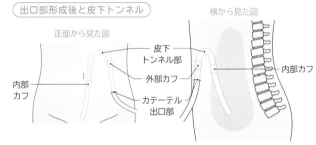

正面から見た図　　　　　　　　　　　横から見た図

- 皮下トンネル部
- 外部カフ
- 内部カフ
- カテーテル出口部
- 内部カフ

カテーテル埋没後

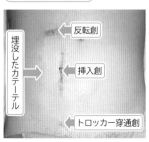

- 埋没したカテーテル
- 反転創
- 挿入創
- トロッカー穿通創

（画像提供：白報会王子病院院長 窪田実氏）

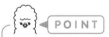

POINT

⊙ SMAP法はカテーテル感染や液漏れなどの合併症が起こることが少なく、入院期間が短いというメリットがある。

川口良人, 伊藤恭彦, 窪田実, 他監：ナースカレッジ基礎コーステキスト. バクスター, 東京, 2020：53. より転載

治療

115

▶ SMAP法による手術の流れ

		日程	PD	出口部	食事	患者教育
SMAP I 期（カテーテル挿入）	入院		なし	出口なし	21時〜絶食	● 手洗いや清潔操作指導
	手術当日				絶飲食	ー
	術後1日目以降〜退院まで				腎臓病食	● ツインバッグの手技指導 ● 栄養指導
期間 外来	ー		なし	抜糸	ー	● ツインバッグの手技指導
SMAP II 期（出口部形成）	入院		洗浄開始	出口部形成	PD食（退院前に栄養指導を行う）	● 手技確認 ● 手洗い指導
	ー		● 1日数回洗浄し、貯留時間を徐々に長くしていく ● PETを行う	ー		● 緊急時の対応の指導 ● 入浴パックの指導 ● 出口部ケア方法の指導 ● 退院前訪問など
	退院まで					

 デキナース
- SMAP I 期で入院している間に、腹膜透析の手技や自宅での準備物品について説明する。
- SMAP II 期で入院したときに混乱しないよう準備していく。

▶ SPIED法

▶ SPIED法は、カテーテル埋め込みと出口部形成を一期的に行う。

▶ カテーテル留置後、約7〜10日は注排液をせず、出口部の創傷治癒を促進させてから注排液を行う。

▶ SPIED法の手術の流れ

日程	PD	出口部	患者教育
入院 ～	カテーテル留置	● 出口部形成 ● ドレッシング剤で覆う	● 手洗いや清潔操作指導 ● ツインバッグの手技指導
7～10日後 ～ 退院まで	洗浄開始	● ドレッシング剤を除去後、出口部ケアを毎日実施する	● 緊急時の対応の指導 ● 入浴パックや出口部ケア方法の指導 ● 退院前訪問 ● 退院前カンファレンス

▶ PDカテーテル留置による早期の合併症

合併症	症状・観察ポイント
腹腔内の臓器損傷	● カテーテルの刺激と腹圧亢進、透析液による物理的刺激のために腹痛が起こることが多い。持続する場合は腹腔内臓器の損傷の可能性がある ● 腹部膨満感
出血	● カテーテル挿入や刺激による損傷で、血性の排液が出る ● 女性では月経時に出現することもある
感染	● 出口部や創部の腫脹や発赤、排膿、発熱、排液の混濁
透析液漏出	● 腹圧がかかると出口部や創部からの液漏れが起こる可能性がある
腹痛	● 手術そのものによる創部痛が起こる ● 腹膜透析液の注排液時に、腹痛が起こることもある
イレウス	● 手術によって腸蠕動音が低下する ● 便秘や悪心・嘔吐が起こる
横隔膜交通症	● 横隔膜が一部欠損して胸腔内へ透析液が移行することによって、呼吸困難、背部痛、胸痛が起こる
注排液の不良	● フィブリンや凝血塊によるカテーテルの閉塞 ● 大網などにカテーテルが絡んだ移動、もしくは腸管の動きに伴った移動により、カテーテルの位置異常が起こる

▶ その他のPD関連合併症

腹膜炎	● カテーテルや出口部から腹腔内に細菌が侵入することで炎症を起こす ● 発熱、腹痛、排液の混濁、便秘、悪心・嘔吐が起こる
カテーテルの感染	● トンネル部感染、出口部感染 ● 発赤や腫脹、排膿、腹痛、排液の混濁が起こる
被囊性腹膜硬化症（EPS）	● 腹膜が肥厚し、腸管に癒着し、蠕動運動が抑制され、悪心・嘔吐、腹痛が起こる ● 8年以上の長期透析で発生する可能性が高くなる

▶ 腹膜炎による排液の混濁

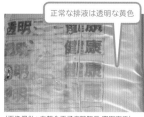

正常な排液は透明な黄色

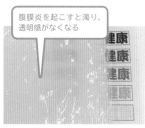

腹膜炎を起こすと濁り、透明感がなくなる

（画像提供：白報会王子病院院長 窪田実氏）

川口良人, 伊藤恭彦, 窪田実, 他監：ナースカレッジ基礎コーステキスト. バクスター, 東京, 2020：66. より転載

▶ PDカテーテルの感染

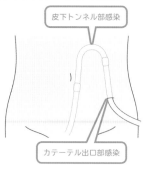

皮下トンネル部感染

カテーテル出口部感染

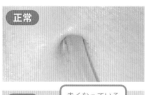

正常

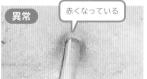

異常

赤くなっている

（画像提供：白報会王子病院院長 窪田実氏）

川口良人, 伊藤恭彦, 窪田実, 他監：ナースカレッジ基礎コーステキスト. バクスター, 東京, 2020：69. より転載

- 腹膜炎はPD離脱の原因になることが多い。感染を起こさないためにも、PD操作を清潔に行うことが大切である。
- 医療者ではなく、患者自身が自宅で透析を行うため、自己管理できるよう指導を行うことが重要。

▶ 看護

▶ 退院前には、退院前訪問や退院前カンファレンスを開催する。認知機能に合わせて訪問看護師の導入も検討する。

▶ 退院前訪問では、退院までに自宅環境を確認し、清潔にPDを行うことができる部屋があるか、必要物品を置くスペースがあるか確認していく。

▶ 患者の生活背景や生活リズム、出口部ケアが行うことができるかなど、日々かかわるなかで課題を確認する。

- 腹膜透析を導入した患者が利用できる制度として、以下のようなものがある。透析導入時に説明しておくとよい。

身体障害者手帳	・市町村の障害福祉担当の窓口に申請すると、身体障害者手帳が交付される ・種別や等級によって、医療費の助成、所得税や住民税の控除、公共交通機関の割引などが利用できる
特定疾病療養受療証	・加入中の健康保険による医療費助成制度 ・人工透析にかかわる医療費（保険適用分）の自己負担が月1万円となる

拡散と浸透圧[1]

- 拡散とは、物質が濃度の低いほうへ移動すること。
  PDでは、血液中の老廃物や不要な電解質が、透析液へと移動する。
- 浸透圧とは、濃度の低いほうから高いほうへ物質が移動するときに生まれる圧のこと。
- PDでは透析液と血液の濃度の違いから浸透圧の差が生まれ、水分が透析液へと移動する。

＊透析液はブドウ糖を含み、血液よりも浸透圧が高い。

腎移植

 脳死や心臓死になった人から腎臓を提供してもらう献腎移植と、健康な親族から腎臓を提供してもらう生体腎移植がある。

腎移植のイメージ

▶ 手術は4〜5時間ほどで、ドナーから提供された腎臓を通常は膀胱に近い右下腹部に移植する。

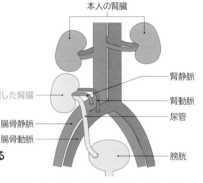

本人の腎臓

移植した腎臓

腎静脈
腎動脈
尿管
腸骨静脈
腸骨動脈
膀胱

ABO型血液型による移植の適合性

▶ 血液型適合（一致・不一致）の場合、レシピエント（移植を受ける人）の抗体はドナー（提供する人）の腎臓に反応しない。

▶ 血液型不適合の場合、ドナーの腎臓（A抗原、B抗原をもつ）がレシピエントの抗体に攻撃され、拒絶反応が起こる。そのため、適合の移植よりも早く入院して、術前から免疫抑制薬の内服を行い、抗体を除去するため血漿交換を行う。

▶ 上記に加えて、抗体を産生する細胞を除去するために、リツキシマブ（≫p.174）の投与を行う。

▶ 不一致の場合は、術後1日目と2日目に、移植腎の放射線照射が行われる。

ドナー ＼ レシピエント	O型 (抗A抗体、 抗B抗体)	A型 (抗B抗体)	B型 (抗A抗体)	AB型 (抗体なし)
O型（抗原なし）	適合（一致）	適合（不一致）	適合（不一致）	適合（不一致）
A型（A抗原）	不適合	適合（一致）	不適合	適合（不一致）
B型（B抗原）	不適合	不適合	適合（一致）	適合（不一致）
AB型（A抗原、 B抗原）	不適合	不適合	不適合	適合（一致）

腎移植の手術方法・合併症

手術方法

▶ 手術は全身麻酔下で行う。

▶ 腎動脈は内腸骨動脈につなぎ、腎静脈は外腸骨静脈につなぐ。

▶ 尿管は膀胱に吻合する。尿管が血管の前側にくるように、右腸骨窩に移植する。

術後合併症

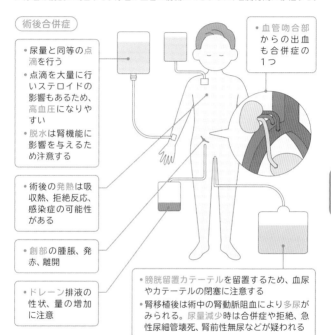

- 尿量と同等の点滴を行う
- 点滴を大量に行いステロイドの影響もあるため、高血圧になりやすい
- 脱水は腎機能に影響を与えるため注意する

- 術後の発熱は吸収熱、拒絶反応、感染症の可能性がある

- 創部の腫脹、発赤、離開

- ドレーン排液の性状、量の増加に注意

- 血管吻合部からの出血も合併症の1つ

- 膀胱留置カテーテルを留置するため、血尿やカテーテルの閉塞に注意する
- 腎移植後は術中の腎動脈阻血により多尿がみられる。尿量減少時は合併症や拒絶、急性尿細管壊死、腎前性無尿などが疑われる

テキナース

- 術後は、合併症や拒絶反応の早期発見が重要。免疫抑制薬を内服するため、感染徴候にも注意する。
- 免疫抑制薬の内服や血圧、体重の測定を自宅でも行うことができるよう、セルフケア能力を高める指導が必要となる。

腎移植後の拒絶反応

▶ 移植は非自己の腎臓を体内に入れるため、拒絶反応が起こる可能性がある。

▶ 治療方法として、ステロイドパルス療法や免疫抑制薬の増量、免疫グロブリン療法、抗体除去や血漿交換を行う。

分類	発症時期	主な症状
超急性拒絶反応	24時間以内	● 発熱
促進急性拒絶反応	1週間以内	● 急激な尿量減少 ● 腎機能の低下（Cr↑、BUN↑）
急性拒絶反応	3か月以内	● 高血圧 ● 移植腎腫大
慢性拒絶反応	4か月以降	● 移植部圧痛

看護

▶ 下記の点について患者のセルフケア指導を行う。

免疫抑制薬の服用	● 拒絶を防ぐために、決まった時間に免疫抑制薬を内服することが重要 ● 薬剤の血中濃度に影響する食べ物（グレープフルーツなど一部の柑橘類は禁止）も指導する
感染予防	● 免疫抑制薬の内服によって免疫力が低下して易感染状態になるため、感染対策が重要 ● 外出時はマスクを着用し、外出後は手洗い・うがいを行う
拒絶反応の観察	● 尿量の減少や発熱、移植部の腫脹や熱感などの自覚症状があれば、医療者に報告するよう説明する
バイタル・体重の測定 食事指導	● 体温や血圧、体重を測定して記録する ● 移植腎の長期生着のためには生活習慣病の予防も大切。適切な塩分やカロリーについて、管理栄養士から食事指導を行う
脱水予防	● 1日1,500mL以上飲水するように指導する

大城吉則：患者説明に使える退院後のセルフチェック. 泌尿器科 術前・術後の観察ポイントとその根拠, 荒井陽一監修, メディカ出版, 大阪, 2014：65. をもとに作成

腎・泌尿器の手術・ケア

腎・泌尿器で行う主な処置・手術

術式	開腹手術	経尿道的手術	腹腔鏡下／ロボット支援手術	経会陰的手術	エコー下処置
高位精巣摘除術	●				
精巣固定	●				
腹腔鏡下仙骨腟固定術（LSC）			●		
経尿道的膀胱腫瘍切除術（TUR-BT）		●			
経尿道的腎尿管砕石術（TUL）		●			
経尿道的ホルミウムレーザー前立腺核出術（HoLEP）		●			
前立腺全摘除術	●		●		
経皮的腎砕石術（PNL）			●		
腎摘除術腎部分切除術	●		●		
腎尿管摘除術	●		●		
副腎摘除術	●		●		
膀胱全摘除術	●		●		
経皮的腎瘻造設術					●
膀胱瘻造設術	●	●			●
尿管ステント留置		●			
人工尿道括約筋（AMS800）埋め込み術	●				
腎移植	●				
PDカテーテル挿入	●				
放射線治療用金属マーカー留置術				●	
密封小線源療法				●	

▶ 術前・術後の看護

術式共通

▶ 泌尿器科疾患特有の高齢男性患者が多く、術後せん妄が多い。

術前ケア	• 患者用クリニカルパスを用いて入院中の流れ、術後の経過を説明しておく • 術後は点滴、心電図モニター、酸素マスク、ドレーン、弾性ストッキング、フットポンプ、膀胱留置カテーテル、PCAポンプなどが使用されていることを説明する • 水分摂取や食事の開始、離床は医師の許可が必要であることを説明しておく • 喫煙患者には、手術方針になったときから禁煙指導を行い、術後の呼吸器合併症を予防する • 抗凝固薬を内服している場合は術前から休薬が必要なため、医師に確認する
術後ケア	• 術後せん妄に注意し、ルートやドレーン類を整理する • 早期に離床を開始することで、腸蠕動促進、呼吸器合併症、筋力低下予防につながる

腹腔鏡手術

術前ケア	• 臍周辺よりスコープを挿入するため、術前日に必ず臍処置を行っておく • 必要時、腸管洗浄剤や下剤、低残渣食で腸管処理を行う • 排便の状態を観察し、脱水に注意する
術後ケア	• 炭酸ガスによる気腹のため、皮下気腫が生じることがある。1〜2日で自然吸収されるが、まれに縦隔に広がって縦隔気腫や気胸を生じる場合があり、呼吸状態や酸素飽和度に注意する • 炭酸ガスが腹腔内に残っていると、肩に放散痛を起こし、肩こりや頸部痛を訴えることがある • イレウスが疑われる症状（腹部膨満、悪心・嘔吐、腹痛の有無、金属音の腸蠕動音）に注意して観察する
腎摘除術後の観察	• リンパ節郭清後はリンパ漏が出現することがあり、ドレーン排液の観察が必要 • 左腎摘後は、まれに術中の膵臓損傷で膵炎を発症することがある、血清アミラーゼ高値に注意する

腎尿管摘除術・腎摘除術

 腎細胞がんは、放射線治療やがん薬物療法に抵抗性を示すため、手術療法が治療の基本となる。

▶ 腎尿管全摘除術

▶ 腎臓と尿管を膀胱の一部を含めて摘出する手術。

▶ **適応**：腎盂がん、尿管がんに対して行う。

術後の 観察項目	● 創部出血 ● 血尿 ● 創部感染 ● 尿瘻 ● 皮下気腫 ● ドレーン排液の性状・量

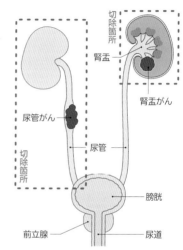

切除箇所

腎盂

腎盂がん

尿管がん

尿管

切除箇所

膀胱

前立腺

尿道

▶ 腎摘除術

▶ 腎臓、副腎、Gerota筋膜、腎周囲脂肪組織を一塊として切除する。

▶ **適応**：腎細胞がんに対する標準術式の１つ。

術後の 観察項目	● 創部出血 ● 創部感染 ● ドレーン排液の性状・量・刺入部からの漏れ ● 腸閉塞

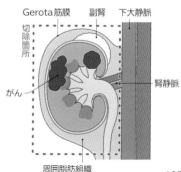

Gerota筋膜　副腎　下大静脈

切除箇所

がん

腎静脈

周囲脂肪組織

▶ ドナー腎摘

▶ 両腎の腎機能を評価し、機能上、左右差がある場合には、機能の悪いほうを提供する。

▶ 両腎が同じ条件の場合は、左腎を移植に用いる（左腎静脈が右腎静脈より長く、移植が容易であるため）。

▶ **適応**：生体腎移植のドナー。

▶ 腎摘除術後の退院指導

▶ 腎摘除術後は片腎となるため、腎臓の予備能力が低下する。そのため、片腎に負担がかからないような生活を行う必要がある。

（退院指導のポイント）

● 塩分過多にならないよう注意する（7ｇ/日以下）

● 水分は1,000～2,000mL/日程度をめやすに摂取する（水分量が多いと、Naの濃度も薄まるため、腎臓への負担が減る）

● 喫煙（がん発症リスクが高いため、片腎への発症リスクを抑える）

▶ 腎部分切除術

▶ **適応**：両側に発生した症例、腎臓が1つしかない症例、対側の腎機能が悪い症例、4cm以下の小さながん。

術後の 観察項目	● 創部出血 ● 血尿 ● 創部感染 ● ドレーン排液の性状・量・刺入部からの漏れ

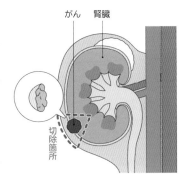

がん　腎臓

切除箇所

◀ POINT ▶

⊙ 出血リスクは、腎摘除術と比較して腎部分切除術のほうが高いため、離床は医師の指示に従いながら徐々に行う。

副腎摘除術

 ホルモン活性のある機能性腫瘍では、ホルモン過剰による高血圧や耐糖能障害、脂質代謝障害などを改善するために行う。

▶ **適応**：原発性アルドステロン症、クッシング症候群、褐色細胞腫など、ホルモン活性を有する腫瘍。

▶ 片側のみの摘除であれば、もう1つの副腎がホルモンを産生できるため問題ないが、両側を摘出した場合にはステロイドホルモンの補充が必要となる。

▶ 褐色細胞腫の場合、術前より血圧や血糖コントロールが必要となるため、降圧薬の内服や補液、血糖測定など、医師の指示に従って行う（カテコラミンの作用を抑えるため、α_1受容体拮抗薬を使用）。

🔖 看護

術後の観察項目	● 創部出血 ● 創部感染 ● ドレーン排液の性状、刺入部の漏れ ● 循環動態（腫瘍摘出後は低血圧となる可能性があり、必要に応じて昇圧薬を投与） ● 血糖推移
術前ケア	● **原発性アルドステロン症**：術前は降圧薬やカリウム製剤を内服しているため、休薬時期を確認する ● **褐色細胞腫**：降圧薬の休薬時期を確認する、術後に循環動態が不安定になるため術前のバイタルサインを把握しておく、降圧が不十分であれば医師に指示を仰ぐ ● **クッシング症候群**：術中、術後よりステロイド補充が必要なため、術前から内服のタイミングや用量を確認する
術後ケア	● **原発性アルドステロン症**：高K血症に注意する ● **褐色細胞腫**：循環動態が不安定になるため、血圧の変動に注意する ● **クッシング症候群**：ステロイド補充が不十分なときは、急性副腎不全の徴候がみられる。低血糖と皮膚障害（皮膚が脆弱なため）に注意して観察する

経尿道的膀胱腫瘍切除術
（TUR-BT）

 膀胱内のがんを取り除き、切除した病変を病理検査し、確定診断を目的として行う。

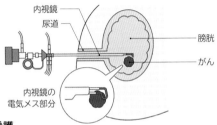

内視鏡
尿道
膀胱
がん
内視鏡の電気メス部分

▶ 治療・看護

▶ **適応**：基本的に筋層非浸潤性膀胱がんが適応となるが、筋層浸潤性膀胱がんの診断目的で行われることもある。

術後の観察項目	● 血尿	● テネスムス症状 ● 尿路感染 ● 膀胱穿孔	
退院後の生活	食事	● アルコール、コーヒーなどの刺激物は出血の原因となるため避ける	
	日常生活	● 排便時、努責（いきみ）が出血の原因となるため、便秘にならないようにする ● 熱いお湯での入浴、長風呂は避ける	
	感染予防	● 水分を 1,500mL/日以上摂取する	

 ココ知り

テネスムス症状
● カテーテルの刺激により、尿意切迫感、排尿したい感覚があること。

▶ 持続膀胱洗浄（p.167）

▶ 術後の凝血塊や組織片、浮遊物によるカテーテルの閉塞を予防する。

▶ 膀胱内に留置された 3Way バルーンカテーテルから生理食塩水を接続し、医師の指示のもと灌流量を調整する。

▶ カテーテル管理

▶ カテーテルが凝血塊（コアグラ）などで閉塞した場合、生理食塩水で用手膀胱洗浄を行い、回収液が清明になるまでくり返す。その後、持続膀胱洗浄を行い、凝血塊の形成を予防する。

▶ 難治性膀胱出血の場合は、止血術などを行う必要がある。

デキナース

● バルーンカテーテル留置時、バルーンの拡張は必ず蒸留水で固定する。
● 生理食塩水で満たした場合、バルーン内に塩化Naの結晶が析出し、カテーテル抜去の際バルーンが収縮しきれず、尿道損傷する恐れがあるため。

▶ 5-アミノレブリン酸（5-ALA、アラグリオ）投与の対応

▶ 術前に光線力学診断用剤のアラグリオを内服することで、手術時にがんを蛍光発色させ可視化が可能となり、がんの切除残しを最大限減らすことができる。

内服後の注意点	● 内服48時間後は光線過敏症（紫外線により皮膚が刺激を受け、掻痒感や発疹などの症状が現れる）の恐れがあるため、遮光する ● 悪心・嘔吐 ● 血圧低下

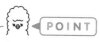

POINT

⊙ アラグリオ内服後は、30分～1時間ごとに血圧測定を行う。
⊙ 内服後48時間は遮光を行い、手術出棟時には照度制限があることを伝える。

デキナース

● 手術出棟時のベッド作成では、バスタオルなど遮光できるものを忘れずに準備する。

▶ 退院指導

● 薄い血尿であれば、1,500mL程度の水分摂取と安静で経過をみる。血液と同じ色やトマトジュース様の血尿が続くときは、外来受診が必要であることを説明する
● アルコールは血管を広げ、出血をきたす危険性があるため、外来受診時までは飲酒は控える
● 激しい運動や長時間の入浴、サウナは血尿が続いている場合は控える
● 自転車やバイクの運転は手術部位を圧迫するため、2週間程度は控える
● 38.0℃を超える発熱や排尿時の痛み、残尿感がある場合は、外来受診するよう説明する

ロボット支援膀胱全摘除術
（RARC）

 膀胱を全摘除すると、本来の尿路が使用できなくなるため、尿路変向術を同時に行う。

▶ 標準的な手術法では、男性では膀胱、前立腺、精嚢、遠位尿管、骨盤内リンパ節を摘除する。女性では膀胱、子宮、腟の一部、遠位尿管、尿道、骨盤内リンパ節を摘除する。

▶ 膀胱を全摘除すると、本来の尿路が使用できなくなるため、尿路変向術を同時に行う。

▶ **適応**：転移のない筋層浸潤性膀胱がん。

治療・看護

術後の観察項目	● 出血　　　● 尿の性状　　　● 創部感染 ● ストーマ脱落　● イレウス ● ドレーン排液の性状・量・刺入部からの漏れ
退院後の指導	● ストーマ管理

デキナース

● 膀胱全摘除術や前立腺全摘除術では、骨盤内のリンパ節切除後にリンパ浮腫を生じる可能性がある。症状を早期発見できるよう、リンパ浮腫の症状を説明し、以下のような日常生活指導を行う。

● 自分の足に触れる
● 足に負担をかけない
● 足を傷つけない
● 過労を避ける
● 十分な休養をとる

早期発見のための観察と予防につなげる

尿路変向術

 骨盤内の悪性腫瘍、神経因性膀胱、外傷などにより、本来の排尿機能を断念し、尿排出を新たに確保する方法。尿路ストーマは尿路の開放口であり、尿路ストーマを造設する手術をいう。

術式の種類

▶ 尿路変向術は、術式によって管理方法が異なる。

▶ 腎瘻や膀胱瘻などのカテーテルを留置するもの、尿管皮膚瘻や回腸導管などのストーマ装具を必要とするもの、自然排尿や導尿型の代用膀胱がある。

失禁型尿路変向術

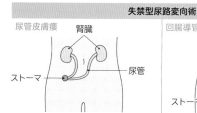

尿管皮膚瘻

腎臓
ストーマ
尿管

• 左右の尿管を体表に吻合する

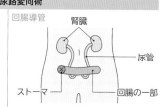

回腸導管

腎臓
尿管
ストーマ
回腸の一部

• 回腸の一部を切り取り、左右の尿管を吻合し、回腸の肛門側を皮膚へ開口する

禁制失禁型尿路変向術

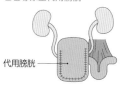

自己導尿型代用膀胱

代用膀胱

• 回腸の一部を利用して造設した代用膀胱に尿をため、たまった尿をカテーテルによって排出する

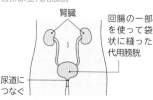

自排尿型代用膀胱

腎臓
回腸の一部を使って袋状に縫った代用膀胱
尿道につなぐ

• 代用膀胱内の尿を、腹圧により尿道から排出する

▶ 適応

適応	疾患	尿路変向
上部尿路閉塞	● 尿路結石 ● 悪性腫瘍の浸潤や圧迫	● 腎瘻（≫p.152）
下部尿路閉塞	● 尿道外傷 ● 尿道狭窄	● 膀胱瘻（≫p.153）
骨盤内腫瘍	● 膀胱がん ● 腫瘍の膀胱浸潤	● 尿管皮膚瘻 ● 回腸導管 ● 代用膀胱

▶ 管理方法

尿路変向方法	排尿の状況	管理方法
腎瘻	失禁	カテーテル留置
膀胱瘻	失禁	カテーテル留置
尿管皮膚瘻	失禁	ストーマ装具
回腸導管	失禁	ストーマ装具
代用膀胱	禁制	時にカテーテル留置

デキナース

● 患者や家族は、がんを告知されると同時に尿路変向術も必要と説明される。医師の説明に同席し、どのように理解しているのかを確認し、意思決定を支援する。
● 必要に応じてパンフレットやカテーテル、ストーマ装具を用いて、尿路変向がイメージできるよう補足説明を行う。

ロボット支援腹腔鏡下前立腺全摘除術（RARP）

 前立腺と精嚢を摘除し、膀胱と尿道をつなぎ合わせる。

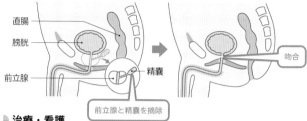

直腸
膀胱
前立腺
精嚢
前立腺と精嚢を摘除
吻合

▶ 治療・看護

▶ 適応：限局性で、監視療法の適応範囲以上の「T1c〜T2b」の前立腺がん。

術後の観察項目	● 創部出血　　　● 尿の性状 ● ドレーン排液の性状・量・刺入部からの漏れ
カテーテル抜去後の観察項目	● 尿失禁の状態　● 残尿感　● 排尿困難感

▶ 患者指導

排尿日誌の記載	● どのタイミングで尿失禁することが多いかを把握するために、排尿時間やパッド交換時間を記載してもらう →失禁量が多いタイミングの前に排尿できるように、排尿パターンをつかむ
尿失禁の対応 （骨盤底筋体操）	● 肛門、尿道口に力を入れて、締める・ゆるめるをくり返す ● 効果はすぐには表れないため、毎日継続してもらうことを伝える

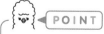

POINT

◉ 膀胱留置カテーテルは、逆行性膀胱造影（CG）検査を行い、リーク（漏れ）がないことが確認されてから、医師の指示のもとで抜去する。

HoLEP・AMS800

▶ 経尿道的ホルミウムレーザー前立腺核出術（HoLEP）

▶ 前立腺肥大症などによる排尿困難の症状があるとき、前立腺部の尿道を広げ、排尿障害を改善させる目的で行う。

▶ 尿道から内視鏡を通し、レーザーファイバーを内腺と外腺の境目に当て、先端から出るレーザーで内腺をくり抜く。

▶ **適応**：前立腺肥大の大きさに関係なく適応可能。

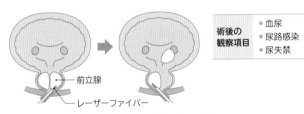

前立腺

レーザーファイバー

術後の観察項目	● 血尿 ● 尿路感染 ● 尿失禁

▶ 人工尿道括約筋（AMS800）埋め込み術

▶ 尿道括約筋の動作機構を人工的に再建することによって尿失禁を治療する。

▶ **適応**：外尿道括約機能低下を有する中等度～重度の尿失禁患者すべて。陰嚢もしくは陰唇内に埋め込むポンプの操作が問題なくできることも条件となる。

尿意を感じたら、陰嚢内にあるコントロールポンプを、皮膚の上から3～4回つまむと尿が出る

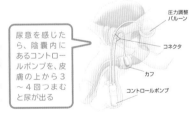

圧力調整バルーン

コネクタ

カフ

コントロールポンプ

（画像提供：ボストン・サイエンティフィック ジャパン株式会社）

術後の観察項目	● 創部感染 ● （膀胱留置カテーテル留置中）バルーンテネスムス症状の有無、尿の性状
術後の管理	● 術後は6週間程度、尿道括約筋をゆるませたまま、作動させずに尿道になじませる（早期から作動させた場合、尿道の萎縮や炎症による括約筋の尿道内への脱出が起こりやすいため） ● 術後6週間後に再入院し、使用方法の指導を行う

腹腔鏡下仙骨腟固定術 (LSC)

腹腔鏡下で子宮上部を切除し、膀胱内と腟、腟と直腸の間に網目状の人工素材（メッシュ）を留置して仙骨に固定することで、膀胱や腟を支える。

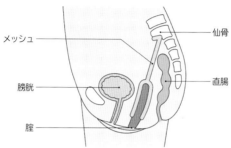

メッシュ — 仙骨

膀胱 — 直腸

腟

適応

● 骨盤臓器脱に対する手術の1つ。

術後の観察項目	● 創部出血　● 創部感染　● 創ヘルニア ● ドレーン排液の性状、刺入部の漏れ ● 排便状況（腸閉塞の恐れがあるため）

POINT

◉ 術後は、骨盤臓器脱の再発を予防するため、少なくとも2か月程度は腹圧をかけないよう注意する。

・慢性便秘の場合、努責時に腹圧がかかるため便通に注意する。

デキナース

● 再発予防のため、腹圧をかけないような生活指導が必要になる。重いものを持たない、便秘に注意し、体重増加に気をつけるよう退院指導を行う。
● フェミクッションを紹介する場合もある。

高位精巣摘除術

 精巣腫瘍は増殖が速いため、精巣腫瘍が疑われた場合には、たとえ転移があっても、すみやかに高位精巣摘除術を行う。

▶ 治療・看護

▶ 適応：精巣腫瘍。

▶ 治療と診断を兼ねているため、すみやかに手術となる。摘除された精巣の病理組織学的診断により、組織型と浸潤度が決定される。

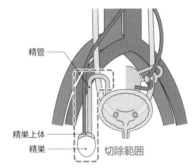

精管

精巣上体

精巣

切除範囲

⊙ 基本的には緊急で入院し、当日手術となることが多い。

術後の観察項目	● **疼痛**：適宜、鎮痛薬を使用する
	● **出血**：陰嚢内に血腫ができる場合があるが、自然に吸収されることが多い
	● **感染**：発熱や創部離開をきたすことがある。抗菌薬投与、創部再縫合、排膿処置など
	● **陰嚢腫脹**：術後に陰嚢が腫脹するが、1〜2か月で軽減する

▶ 精巣固定

▶ 停留精巣では、正常の10〜60倍の確率で精巣のがんになるリスクや、不妊の原因になる可能性がある。

▶ 精巣固定術を行い、精巣を陰嚢内に固定する。実施時期は1〜2歳がめやすとなる。

放射線治療用金属マーカー・ハイドロゲルスペーサー留置術

前立腺がんに行う放射線治療の副作用を低減させるための治療。

放射線治療用金属マーカー留置術

▶ 前立腺は直腸の動きや直腸内のガス・便に影響されて動いてしまうため、強度変調放射線治療（IMRT）を行う際に前立腺の正確な位置を短時間で把握する目的で留置する。これにより、周辺臓器（直腸や膀胱）への影響を最小限としつつ、前立腺への最大限の放射線照射が可能となる。

▶ 放射線治療用金属マーカー留置後は、X線画像で確認する。

術後合併症	● 穿刺部出血　　● 排尿障害
術後の観察項目	**排尿状態**：血尿の有無、排尿困難、排尿時痛、残尿に注意して観察する

ハイドロゲルスペーサー留置術

▶ 前立腺と直腸の間（1mm程度）に、ハイドロゲルスペーサー（Space OARシステム）を留置し、直腸に照射される線量を減少させ、直腸障害のリスクを下げる。

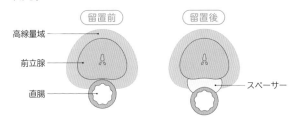

密封小線源療法（Brachytherapy）

 放射線物質（ヨウ素125）を治療する部位に留置して、直近より治療する放射線治療。

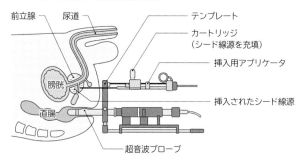

前立腺　　尿道　　　　　　　　　　テンプレート

カートリッジ
（シード線源を充填）

挿入用アプリケータ

膀胱

挿入されたシード線源

直腸

超音波プローブ

▶ 治療・看護

▶ 適応：転移、浸潤のない前立腺がん。

▶ 肛門より超音波（エコー）で前立腺を確認しながら、会陰部より穿刺針を刺して、前立腺内に線源を数十個埋め込む。

術後合併症の観察	● 穿刺部出血	● 線源脱落	● 排尿障害

POINT

◉ 退院後、自宅で線源が脱落した場合、素手で触らずに割りばしなどで拾い、専用の容器に入れて外来受診する。

◉ 体内より弱い放射線が放出されるため、半年間程度は妊婦や子どものすぐ近くに長時間いることは避ける（生活状況に応じて放射線の影響を計算する）。

テキナース ● 退院時に「小線源治療者カード」[2]を渡し、治療実施後1年間は携帯しておくよう説明する。

がん種別の主な薬物療法

▶ 尿路上皮がん（膀胱がん、腎盂・尿管がん）の化学療法

▶ 上皮内がんに対して、TUR-BT後や腎尿管全摘除術後などの術後再発予防や、残存腫瘍治療のため、抗がん薬投与や膀胱内注入療法を行うことがある。

抗がん薬の詳細は ≫p.187

療法・レジメン	薬剤
M-VAC療法	MTX＋VLB＋DXR＋CDDP
GC療法	GEM＋CDDP
G-Carbo療法	GEM＋CBDCA
GP療法	GEM＋PTX
膀胱内注入療法	THP、EPI、DXR、MMC

▶ 膀胱内注入療法の種類（≫p.169）

薬剤	治療法	対象
抗がん薬	・術後24時間以内の注入が推奨されている ・注入後は膀胱留置カテーテルをクランプし、60分後にクランプを開放し、薬剤が流出したことを確認する	再発予防
BCG（ウシ型弱毒結核菌）	・BCGを週1回、6〜8週間投与し、その後、定期的に維持注入療法が行われる ・注入後は1〜2時間ほど膀胱内に溜め、その後、排尿してもらう	上皮内がん、再発予防

 ココ知り

術前・術後補助化学療法

● 術前補助化学療法をネオアジュバント療法、術後補助化学療法をアジュバント療法という。また、投与間隔を縮めて投与する方法をドーズデンス（dd）という。

 POINT

⊙ GC療法やM-VAC療法では、シスプラチンの腎毒性への対処として、大量の水分負荷と利尿薬を併用する。

⊙ ゲムシタビンは投与時間が60分以上となった場合、重度の骨髄抑制や肝機能障害が出現する可能性があるため、投与速度に注意する。

▶ 前立腺がんの化学療法

- ▶ カバジタキセルはドセタキセル耐性の去勢抵抗性前立腺がん（CRPC）に対して承認された2次療法である。
- ▶ ドセタキセル、カバジタキセル療法では、副作用軽減のために投与日よりプレゾニドロンを併用する。

薬剤名	特徴
ドセタキセル	● 投与間隔：3週間に1回 ● 骨髄抑制が認められればG-CSF製剤を投与する
カバジタキセル	● 投与間隔：3週間に1回 ● 好中球減少症のリスクが高く、予防的にG-CSF製剤を投与することが認められている

▶ 精巣腫瘍の化学療法

	レジメン
導入化学療法	BEP療法（BLM＋ETP＋CDDP）
	EP療法（ETP＋CDDP）
	VIP療法（ETP＋IFM＋CDDP）
救済化学療法	VIP療法
	TIP療法（PTX＋IFM＋CDDP）
	IrP療法（CPT-11＋CDDP）

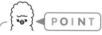

POINT

⊙ イホスファミドによる出血性膀胱炎（》p.59）を予防するため、メスナ（ウロミテキサン）の投与が必要である。

- ● 導入化学療法とは、初回の化学療法のこと。
- ● 救済化学療法とは、導入化学療法で治癒が得られない場合に行う2回目以降の化学療法のこと。

ホルモン療法

▶ 泌尿器科疾患に関するホルモン療法は、男性ホルモン（アンドロゲン）の分泌を抑制することで、前立腺がんの進行を抑える治療である。

▶ 男性ホルモンは精巣（約95%）と副腎（約5%）でつくられる。

ホルモン療法の作用機序

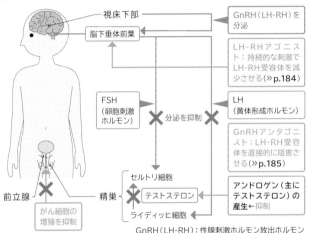

GnRH（LH-RH）：性腺刺激ホルモン放出ホルモン
LH：黄体形成ホルモン　FSH：卵胞刺激ホルモン

ココ知り

去勢抵抗性前立腺がん

● 前立腺がんの発生と進行には、男性ホルモンが深く関係している。

● 内分泌療法に反応を示さない前立腺がんを「去勢抵抗性前立腺がん（CRPC）」という。

男性ホルモンのはたらきの低下による主な副作用

● 血糖値の上昇	● ホットフラッシュ（ほてり）	● 体重増加
● 骨密度の低下	● 勃起不全	

141

ドレーンの種類・観察

 術後出血や滲出液の確認、膿などの体外排出、合併症の早期発見、治療的ドレナージを目的にドレーンを挿入する。

▶ ドレーンの種類（一例）

開放式ドレーン	閉鎖式ドレーン
	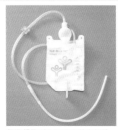
	（画像提供：SBカワスミ株式会社）
● ドレーンの先端を開放し、表面張力を利用した毛細管現象によってガーゼで吸収させる ● 排液バッグが接続されないため、離床を図りやすい ● 排液に対し1日数回のガーゼ交換が必要であり、逆行性感染や皮膚傷害が起こりやすい ● 体内への逸脱を防ぐために安全ピンなどで固定する必要がある	バルブ型 （画像提供：カーディナルヘルス株式会社） ● チューブ型ドレーンに排液バッグ（ボトル）が接続してあり、閉鎖空間となっている ● 逆行性感染の危険性は少なく、排液量を正確に測定できる ● ドレーンや排液バッグ（ボトル）が身体に接続されるため、折れ曲がりや、逸脱に注意が必要で、離床も図りにくい欠点がある

 POINT

⦿ 泌尿器科の術後ドレーンは、閉鎖式ドレーンが用いられることが多い。

▶ ドレーン排液の色の例

※あくまでイメージ

| 正常 | 血性 | 淡赤 | 淡々赤 | 淡黄赤 | 淡黄・淡々黄（正常な腹水） |

通常、術直後から時間を追うごとに変化 ▶

| 異常 | 血性：術後出血 | 膿性：感染 | 便汁：縫合不全 | 乳び（混濁）：乳び胸・リンパ漏 |

▶ 術式別・ドレーンの留置部位

術式	ドレーンの留置部位
腎摘除術、腎部分切除術	❶腎下部
腎盂形成術	❷吻合部
腎尿管摘除術、副腎摘除術	❸腎門部
膀胱全摘除術、前立腺全摘術	❹骨盤底
腎移植術	❺腸骨窩、移植腎床

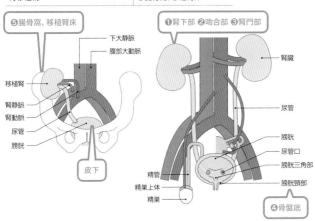

尿路ストーマの造設

 膀胱腫瘍などの根治術で膀胱を全摘し、尿路の開放口を人為的に造設して尿路を確保する。装具を用いて尿を管理する。

尿路ストーマの特徴

- 術直後は尿管ステントが挿入されている
- 排泄物は水様の尿で、術直後から不随意かつ持続的に排泄される
- 尿路感染を引き起こすことがある
- 尿路感染を引き起こした場合、腎機能に影響する
- カテーテルを留置する場合は定期的な交換が必要となる
- カテーテルが閉塞したり、事故抜去する可能性がある

マーキングの原則

（クリーブランドクリニックの原則）

① 臍より低い位置
② 腹部脂肪層の頂点
③ 腹直筋を貫く位置
④ 皮膚のくぼみ、しわ、瘢痕、上前腸骨棘の近くを避けた位置
⑤ 本人が見ることができ、セルフケアしやすい位置

POINT

- 尿管皮膚瘻の場合、造設位置はマーキングの原則には当てはまらない。尿管は狭窄しやすいため、腹直筋の外側に造設する。

造設位置のマーキング

▶ マーキング前に、必ず医師から患者にストーマ造設されることを確認する。
▶ 術式やマーキング位置を医師と確認しておく。

回腸導管	尿管皮膚瘻 （一側または両側）	ダブルストーマ （尿路・結腸）	
• 右下腹部の腹直筋上に造設	• 両側尿管皮膚瘻は、尿管狭窄を予防するため腹直筋外の前腋窩線の内側	• 左右のストーマの間隔を10 cm以上離す • ベルト使用を考慮し、左右の高さを1cm以上ずらす • 尿管は可動性が悪いため、尿路ストーマの位置を優先し、頭側にマーキングする	尿路ストーマ 結腸ストーマ
			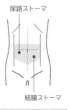

尿路ストーマの管理

▶ ストーマ周囲皮膚の名称

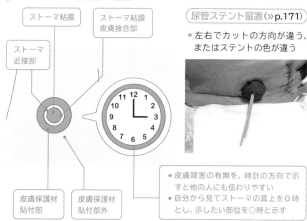

ストーマ粘膜

ストーマ粘膜
皮膚接合部

ストーマ
近接部

尿管ステント留置（»p.171）

- 左右でカットの方向が違う、またはステントの色が違う

- 皮膚障害の有無を、時計の方向で示すと他の人にも伝わりやすい
- 自分から見てストーマの真上を0時とし、示したい部位を○時と示す

皮膚保護材
貼付部

皮膚保護材
貼付部外

▶ 尿路ストーマの術後アセスメント項目

ストーマ粘膜の状態	サイズ（縦×横×高さ：排泄口）、色、浮腫の程度、出血や粘膜損傷の有無
ストーマ粘膜皮膚接合部	癒合の状況、出血や離開の有無
周囲の皮膚の状況	発赤、びらん、潰瘍、表皮剝離、硬結の有無
周囲の腹壁の状況	硬さ、しわやくぼみ、骨突出の有無
排泄物の性状、量	血尿の有無と程度、混濁の有無
手術創、ドレーン	近接している手術創、ドレーン類との位置関係、滲出液の量や性状、離開の有無
ステントの状況	ステントの長さ、ステント先から尿流出があるか
面板の貼付状況	よれたり浮いたりしている部位の有無
はがした面板の状態	溶解・膨潤の範囲（方向と距離）

ストーマ装具の構造

面板	● 皮膚に密着させる板状のもの
ストーマ袋	● ストーマに取り付けて排泄物を収集する袋（写真は一例） 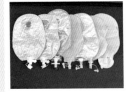 逆流防止弁 尿路用は逆流防止機能があり、裾がキャップ式になっている
アクセサリー	● 皮膚保護剤（パウダー、ペーストなど）：装具の密着性を高めたり、皮膚保護の目的で用いる ● 接続管：ストーマ袋と蓄尿バッグの接続に用いる（写真は一例） ● 蓄尿バッグ（レッグバッグ）：（》p.157）　など 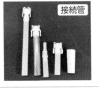 接続管

 POINT

⊙ 術後に使用する装具は、ストーマや排泄物の性状を容易に観察できる、窓付き単品系装具や二品系浮動型装具と透明な袋を使用する（写真は一例）。

⊙ 二品系ストーマ袋と組み合わせて使用する。

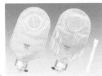

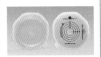

（画像提供：アルケア株式会社）

ストーマ装具の交換・選択

装具交換の流れ

❶ 患者の体調や環境を整え、必要物品を準備する

• ストーマ装具	• 不織布ガーゼ	• 洗浄剤
• 剥離剤	• ロールガーゼ	• ペン
• スケール	• 洗面器	• 個人防護具（PPE）
• ハサミ	• 微温湯	• ビニール袋

❷ 装具を愛護的に剥離する ●ーーーー

❸ ストーマや周囲皮膚、剥離した装具裏面、腹部を観察する

> ステントが抜け
> ないよう注意

❹ ストーマや周囲皮膚のスキンケアを行う

❺ ストーマサイズやステントの長さを計測する

❻ 面板をカットし、ストーマに貼付する ●ーーーー

❼ 装具装着ができているか確認する

> ステント先端は
> 逆流防止弁の手
> 前に設置

❽ 片づけ、記録する

POINT

⊙ ストーマや周囲皮膚を皮膚洗浄剤
　で愛護的に洗浄し、よく洗い流す。

⊙ 内側から外側に向かって洗浄する。

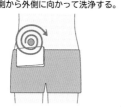

デキナース

• 装具交換中も
　尿排出がある
　ため、ロール
　ガーゼを用意
　しておく。

ストーマセルフケア指導の流れ

ステップ	セルフケア指導	ポイント
1	看護師が装具交換の説明をしながらケアを行う	● 簡単にできる手本を示す ● 肯定的な声かけを行う ● 漏らさない、汚さない
2	患者が主として行い、看護師はできないところをサポートする	● 患者ができそうなところから参加してもらう ● ポジティブフィードバック
3	準備から片づけまですべて患者が行い、看護師は見守る	● 一連の工程を見守る ● 補足的な指導を行う ● 退院後の生活をイメージ

装具選択に必要な情報

ストーマ	種類	結腸・回腸・尿路ストーマ、単孔式、双孔式
	形状	正円・非正円
	高さ	突出型、非突出型
	サイズ	縦径、横径
ストーマ周囲	状態	手術創、瘢痕、骨突出
	腹壁の硬さ	硬い、普通、軟らかい
	平坦度	山型、平坦、陥凹
	しわ	浅い、深い
排泄物の状態		固形、水様、量
体位による変化		仰臥位、座位、前屈位
セルフケア能力		手指の運動機能・巧緻性、視力障害の有無、理解力の程度
社会的背景		仕事・趣味、経済面、支援状況

🔵 装具選択に必要なストーマ周囲のアセスメント

局所の状況		選択する装具の種類
ストーマの形状	正円	既製孔または自在孔
	非正円	自由開孔または自在孔
ストーマの高さ	突出型	平面装具
	非突出型	凸面装具
腹壁の硬さ	軟らかい	面板が硬い装具
	硬い	面板がやわらかい装具
ストーマ周囲の皮膚	山型・平坦	平面装具、面板がやわらかい装具
	陥凹がある	凸面装具、面板が硬い装具、ストーマ用ベルト、へこみを補正するアクセサリー
	ストーマに連結するしわがある	凸面装具、面板が硬い装具、ストーマ用ベルト、しわを補正するアクセサリー

デキナース

● 排泄口の操作や蓄尿バッグの接続、ストーマ袋の装着操作を確認しながら、退院後の生活をイメージして選択する。
● 介護者が装具交換を行う場合は、介護者の操作しやすい装具を選択する。
● 排泄物の漏れがなく、皮膚障害のリスクがないか確認をしてから、本人用装具を注文する。

治療

尿路ストーマ合併症

 ストーマ合併症を理解し、異常があれば医師に報告する。

ストーマ壊死	<ul><li>尿管や回腸導管の血流障害などで壊死を生じる</li><li>ストーマ粘膜の色調変化を生じたら、医師に報告する</li></ul>	
ストーマ粘膜皮膚接合部離開	<ul><li>ストーマ粘膜と皮膚の縫合が癒合せず、離開を生じる</li><li>医師に報告し、再縫合や創傷被覆材を使用する</li></ul>	
ストーマ狭窄	<ul><li>尿管や皮膚の縫合不全、感染後の瘢痕拘縮で生じる</li><li>尿量減少や勢いのある尿を生じたら、医師に報告する</li></ul>	
偽上皮腫性肥厚	<ul><li>皮膚と尿が触れる時間が長いことが原因の晩期合併症</li><li>ストーマ孔のカットを適切に行い、装具交換は早めに行う</li></ul>	
皮膚障害	<ul><li>排泄物の付着や、剥離時の刺激、不適切なスキンケアなど、さまざまな要因で発生する</li><li>発生要因を取り除くケアで改善することが多い</li></ul>	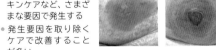

ストーマ造設後の退院支援

 ストーマセルフケア指導のほか、装具の購入や保管・処理方法、ストーマ外来の受診方法や緊急時連絡先、日常生活（水分摂取の励行、入浴方法、社会復帰、災害時の備えなど）について説明しておく。

社会資源の活用

身体障害者手帳の取得	● 永久的な尿路変向の場合は、身体障害者福祉法により身体障害者手帳を取得することができる
	● 日常生活用具給付の申請により、ストーマ装具の給付が受けられる
	● 給付開始までのストーマ装具は自費購入となる
障害年金	● 病気やけがで生活や仕事が制限されるようになった場合、受け取ることができる
	● 老齢年金受給中の人は対象外
医療費控除	● 所得税を納めている人は、ストーマ装具の購入も医療費控除の対象となる

退院支援

▶ 退院後もストーマとともに生活ができるように支援する。

術前	● 患者のADLや理解度、認知機能をアセスメントする
	● 同居家族や介助者の有無、利用中のサービスを確認する
	● 退院調整看護師や医療ソーシャルワーカー（MSW）と術前から連携しておく
術後	● 介助者とともにセルフケア指導を開始する
	● 訪問看護や介護サービス導入時は、退院カンファレンスや装具交換の同席を調整し、装具交換の手順書を作成し、手渡す
退院後	● ストーマ外来にて訪問看護師や介護サービス職員と継続して連携していく

 テキナース
- ● ステント挿入中は感染予防のため、ストーマ装具を装着したまま入浴するよう指導する。
- ● 尿漏れを心配して飲水を制限する傾向にあるため、尿路感染予防のためにも水分を摂取するよう指導する。

腎瘻

 膀胱や尿管における悪性腫瘍の浸潤や、そのほかの悪性腫瘍の転移や浸潤による水腎症、尿管結石や外傷による水腎症などにより、腎後性腎不全や腎盂腎炎を回避する目的で造設される。

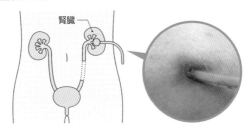

腎臓

▶ 経皮的腎瘻造設術

▶ 多くの場合、超音波ガイド下に経皮的腎杯穿刺を行い、その後はX線透視下で処置を行うのが一般的である。

▶ ピッグテイルカテーテルで腎瘻を造設し、状態が安定してから腎盂バルーンカテーテルやマレコカテーテルに入れ替える。

▶ 腎瘻カテーテルの種類

ピッグテイルカテーテル	● 細く（7～8Fr）挿入しやすく、挿入時の出血も少ないことが多い
	● 詰まりやすく、先端が豚のしっぽのように渦を巻いているだけなので、引っ張るとすぐに抜ける。そのため、抜けないよう糸で固定している場合が多い
	● 長期的な留置には不向きだが、水腎症合併腎盂腎炎などの緊急ドレナージに使用される
腎盂バルーンカテーテル	● 太さは12Fr以上で、腎盂内にバルーンが固定されるため、安定性が高い
	● 定期的な交換が必要
	● 半永久的な尿路変向としても用いられる

膀胱瘻

尿道狭窄や前立腺肥大などによる尿閉に対し、経尿道的に導尿ができない場合、脊髄損傷などを起因とした神経因性膀胱に対する尿路管理、長期カテーテル留置に伴う医原性尿道下裂などで経皮的に造設される。

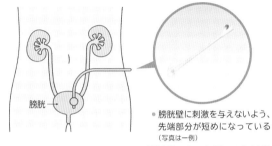

膀胱

● 膀胱壁に刺激を与えないよう、先端部分が短めになっている
（写真は一例）

（画像提供：クリエートメディック株式会社）

腎瘻／膀胱瘻

治療

膀胱瘻の管理

▶ 膀胱瘻カテーテルで管理する場合と、ストーマ装具を貼付して管理する場合がある。

膀胱瘻カテーテルでの管理

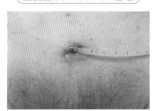

● 膀胱瘻にカテーテルを留置する

ストーマ装具での管理

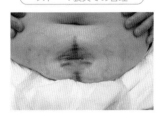

● カテーテルは挿入せず、ストーマ装具を貼付する

153

腎瘻・膀胱瘻の管理

▶ 観察のポイント

▶ 腎瘻や膀胱瘻造設後1週間程度は、挿入部周囲からの出血や滲出液、尿漏れがみられやすいため、下記項目を観察する。

- カテーテルからの尿流出量や性状
- 血尿の有無と程度
- 挿入部周囲からの滲出液の有無

- 皮膚の状態
- 疼痛の有無
- カテーテルの長さ

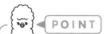

POINT

◉ 腎瘻や膀胱瘻造設後1～2週間が経過し、特に炎症症状や出血などがみられない場合は、医師の指示にて石けん洗浄やシャワー浴が可能になる。

▶ 管理上の注意点

清潔管理	• 尿路の粘膜は、カテーテルの機械的な損傷と異物に対する反応によって炎症反応を起こし、尿路感染を起こしやすい • 造設後、約1週間は穿刺部を含めた清潔管理を行う
閉塞予防	• 腎瘻カテーテルは細いため、凝血塊・老廃物によって閉塞しやすい • 適宜ミルキングを行う • 閉塞している場合は、医師による生理食塩水（生食）洗浄やカテーテルの入れ替えを行う
抜去予防	• 腎瘻は背部に挿入されるため、違和感や拘束感、行動制限があり、不意に引っ張ってしまうことが多い • カテーテルが屈曲、捻転しないよう注意し、最低2か所はテープで固定する
皮膚障害予防	• 皮膚障害を予防するため、カテーテルのねじれを取り、テープ固定の位置は毎日少しずつ上下・左右に変化させる

POINT

⊙ 事故抜去すると数時間で穴が閉じてしまうため、すみやかに医師に報告し、再挿入が必要である。

● 尿が逆流せず、カテーテルが閉塞したり、抜けたりしないことが大切になる。
● 蓄尿バッグは必ず挿入部より下の位置にする。

カテーテル挿入部のケア

① 必要物品を用意する

- 洗浄剤
- 不織布ガーゼとフィルム材または大きめの絆創膏
- 固定用テープ

② 貼付していたテープをやさしく、ゆっくりはがし、カテーテルの抜けがないか、周囲皮膚に異常がないか観察する

③ 洗浄剤でやさしくなでるように洗浄する。カテーテル固定のテープはそのままにする

④ カテーテルによる圧迫を避けるために、挿入部に不織布やコットンなどを挟む

⑤ ガーゼや絆創膏、フィルム材で覆う

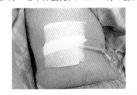

⑥ カテーテル固定用のテープを交換し、位置をずらしてオメガ（Ω）留めで固定する

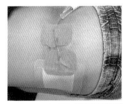

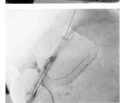

腎瘻・膀胱瘻の管理

治療

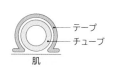

通常の固定	オメガ留め

テープ
チューブ
肌

テープ
チューブ
肌

- 皮膚とテープの間に隙間ができる
- 皮膚に直接チューブが当たる

- カテーテルとテープの接触面積が広く、粘着力が維持できる
- カテーテルが皮膚に直接接触せず、圧迫創を起こしにくい

カテーテル固定専用のテープ（クイックフィックス）も市販されている

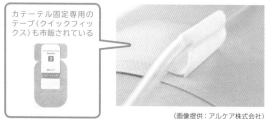

（画像提供：アルケア株式会社）

▶ 入浴時のケア

- ▶ カテーテルが入ったまま、シャワーや入浴は可能である。
- ▶ 抜去予防のため、カテーテルの固定テープははがさず、挿入部を覆っているガーゼ類をはがして入浴する。
- ▶ 入浴時、蓄尿バッグ（レッグバッグ）はビニール袋などで覆って汚染を予防する。
- ▶ 入浴後、水分を拭き取った後、固定テープを新しいものに交換する。

▶ 就寝時の工夫

- ▶ レッグバッグや蓄尿バッグは、カテーテル挿入部より低い位置に保つ。
- ▶ 寝返りで引っ張られないようにする。
- ▶ 布団で寝る場合は、厚みのあるものを使用し、挿入部とバッグの高低差をつけるようにする。

▶ レッグバッグの取り扱い方法

▶ 長時間トイレに行けない可能性がある日中に、ストーマ袋と接続し蓄尿量を増やすことができる。

装着イメージ

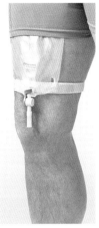

（画像提供：コロプラスト株式会社）

① 必要物品を準備する

• レッグバッグ（350〜900 mL、患者の好みや活動に合わせて）
• コネクター
• 専用ベルト

② ストーマ袋の排泄口には各メーカーの接続管を接続しておく

③ コネクターをレッグバッグのドレナージチューブと接続し、ストーマ袋側の接続管につなげる

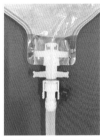

④ ストーマ袋のコックは開放にしておく

⑤ 下腿部にレッグバッグベルトを巻き、レッグバッグと装着する

⑥ 専用ベルトやドレナージチューブの長さを調整する

⑦ 尿を廃棄するときは、袋を破損しないようレバーを開いて廃棄する

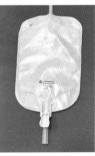

 ◀ POINT

◉ レッグバッグは、2週間ごとに新しいものと交換する。

▶ よく起こるトラブル

自然抜去	● カテーテルの挿入時の長さを確認する ● 抜けていれば、すみやかに医師に報告する
閉塞	● 屈曲などの閉塞は、屈曲を解除すれば尿流出が再開する。カテーテルの固定位置を変更したり、挿入部に不織布などを厚めに挿入して固定することで、カテーテルが折れ曲がるのを防ぐ ● 凝血塊などで閉塞した場合は、生理食塩水で洗浄する
尿量低下	● カテーテルの閉塞と尿量低下の原因が疑われる ● 洗浄用の生理食塩水をゆっくり注入し、流出があるか確認する ● 尿量低下の場合は、水分補給を行う
出血	● カテーテルの先端がこすれて出血することがある ● カテーテルの固定の位置を変更しても軽減がないときは、医師に報告する
感染	● 腎瘻造設後やカテーテル交換後に、発熱がみられることがある ● 尿流出の有無と尿の性状を観察し、カテーテルの屈曲がないか確認する ● 医師に報告し、鎮痛解熱薬や抗菌薬が投与される

▶ 身体障害者手帳の取得

▶ 尿路ストーマ（» p. 151）と同様に、永久的に腎瘻や膀胱瘻が留置された場合には、身体障害者手帳と日常生活用具が給付される。

▶ 挿入部の保護テープ（ふぉーむらいと、エアウォールなど）、固定用テープ（シルキーポア、マルチポア）、蓄尿バッグ、レッグバッグ、皮膚保湿・清浄クリーム（リモイスクレンズ）などは、日常生活用具の対象となるため、ストーマ装具取り扱い業者と連携する。

膀胱留置カテーテルの選択

 膀胱留置カテーテルにはさまざまな種類があり、目的に応じて選択する。

適応	● 泌尿器系の疾患による尿閉や排尿困難 ● 神経損傷などによる排尿困難 ● 正確な尿量の測定 ● 安静を必要とする患者

膀胱留置カテーテルの選択 (一例)

素材別	● 熱可塑性エラストマー製とシリコーン製がある ● シリコーン製はコシが強く、生体反応も少ない
	熱可塑性エラストマー製　　　　シリコーン製 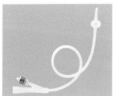 （画像提供：テルモ株式会社）　　（画像提供：富士システムズ株式会社）

バルーン容量	● 3wayはバルーン容量が10〜30mLと多く、牽引止血や持続膀胱洗浄が可能 ● 2wayはバルーン容量が5〜10mLで長期留置が可能
	 3way 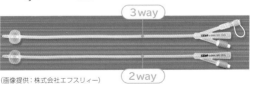 2way （画像提供：株式会社エフスリィー）

159

バルーン容量	● ヘマチュリアバルーンカテーテルはバルーン容量が50〜70 mLと多く、圧迫止血ができる	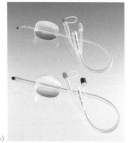
		（画像提供：株式会社ユーシンメディカル）
先端部の形状	● チーマンカテーテルは、カテーテルの先端が傾斜になっており、やや硬く、尿道が狭窄している場合に挿入しやすい	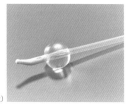
		（画像提供：クリエートメディック株式会社）
腎瘻用	● 腎瘻用バルーンカテーテルはバルーン容量が3mLと少なく、先端に穴が開いておりガイドワイヤー下に留置できる	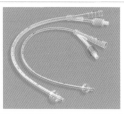
		（画像提供：富士システムズ株式会社）
膀胱瘻用	● 膀胱瘻用バルーンカテーテルはバルーン容量が5 mLで腎瘻用より多い（12〜14Frの場合）（≫p.153）	

膀胱留置カテーテルの取り扱い

 膀胱留置カテーテルの挿入は清潔操作で行う。

膀胱留置カテーテルの挿入

▶ カテーテルの挿入は、カフの損傷やカテーテルのコーティングがはがれないよう、滅菌手袋での挿入が推奨されている。

男性の場合	・尿道は球部で屈曲があるため、陰茎を牽引することで尿道を直線化し、カテーテルの根本まで挿入する
女性の場合	・尿道口がはっきりしないことがあるため、外陰部を十分広げて、先端から10cm程度挿入する

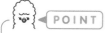

- 患者が力むと挿入しにくいため、深呼吸を促し、緊張をほぐすようにする。
- カテーテル挿入後は、必ず尿の流出が確認できてからバルーンを膨らます。
- 抵抗がないか、痛みを感じていないかを確認し、尿道損傷を回避する。

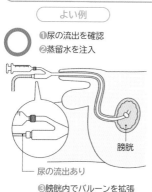

よい例

⭕
①尿の流出を確認
②蒸留水を注入

尿の流出あり

③膀胱内でバルーンを拡張

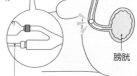

悪い例

❌
①尿の流出を確認せず
②蒸留水を注入

尿の流出なし

③尿道内でバルーンを拡張

膀胱

膀胱

日本医療機能評価機構：膀胱留置カテーテルによる 尿道損傷（第2報）. 医療安全情報No.142, 2018年9月.
https://www.med-safe.jp/pdf/med-safe_142.pdf（2024.4.10.アクセス）をもとに作成

膀胱留置カテーテルの管理

▶ 膀胱刺激症状が出現した場合

▶ カテーテル留置中は、膀胱刺激症状である尿道痛、残尿感、いきみ感、不快感などのテネスムス症状が現れる場合がある。そのようなときは、膀胱内にカテーテルが留置されていることを確認するために尿の流出を確認し、カテーテルの再固定を行い、症状軽減のための鎮痛薬を使用する。

▶ カテーテルが不要になれば、すみやかに抜去する。

▶ カテーテル留置中の管理

尿路感染予防のケア	● 採尿バッグは必ず膀胱より下の位置に置く
	● 採尿バッグが床につかないよう注意する
	● 尿を廃棄後の排泄口は、必ずアルコール消毒を行う
	● カテーテルが屈曲し、尿の流れが妨げられないよう注意する
	● 移乗時は採尿バッグを空にしておく
	● カテーテル留置中は毎日、陰部洗浄を行う
カテーテルの固定 (≫p.155)	● 男性の場合は尿道損傷防止のため下腹部に、女性は大腿部に固定する
	● 長期的に留置されている場合は、尿道口を損傷する可能性があるため、毎日位置を変更し、再固定する

ココ知り

パープルバッグ症候群

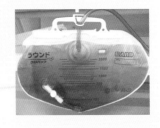

● 長期臥床しているカテーテル留置中の患者に多く、尿が紫色になる状態である。

● 慢性便秘と尿路感染が合併する際に発症し、腸内細菌の異常繁殖で分解・産生された物質が、尿中に排泄されて着色される。

● カテーテル留置の必要性を再検討し、排便管理と尿路感染の予防を行う。

間欠自己導尿

 脊椎疾患や骨盤内手術後などの神経因性膀胱や、前立腺肥大、尿道狭窄による排尿障害の患者に対し、尿路感染予防や腎機能保持のために一定時間ごとに導尿を行う。

導入時のアセスメント

▶ 自己導尿指導は、下記の点をアセスメントしながら導入を開始する。

- 患者自身が自己導尿できるのか
- 家族のサポートは受けられるのか
- 必要性が理解できているのか
- 導尿を行う環境は整っているか

自己導尿指導の手順

① 必要物品を準備し、手を洗う

- カテーテル（通常の太さ12〜14Fr、小児8〜10Fr）
- 清浄綿
- （必要に応じて）潤滑剤
- 尿器
- 鏡
- 排尿日誌

② 衣類を下げて、導尿しやすい姿勢をとる

③ 外尿道口を清浄綿で拭く

④ カテーテルに潤滑剤をつける（親水性コーティングの場合は不要）

⑤ カテーテルを挿入し、尿を出す（女性の場合は、洋式トイレに浅く腰掛けて背中を丸める姿勢や、片足を便座に置くと確認しやすい）

腟と尿道口をくり返し指で触ってもらい、それぞれの位置や構造を理解してもらったうえで、カテーテルを尿道口へ挿入する練習を行う

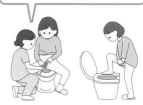

⑥ 尿を出し終えたら、ゆっくりカテーテルを抜く

⑦ 再利用型カテーテルの場合は、流水洗浄後、消毒剤入りの容器に入れる。使い捨て型カテーテルの場合は廃棄する

● 今までの排泄行動から急に変化すること、陰部を他人に見せたくない患者の心理を十分理解する。

カテーテルの主な種類（一例）

再利用型カテーテル	● セルフカテーテル：ケースに消毒剤を入れて使用する。消毒剤は1日1回交換する。潤滑剤入りの消毒剤もある （画像提供：富士システムズ株式会社）	
親水性コーティングカテーテル	● スピーディカテ ナビ：潤滑剤を含有している。女性用はコンパクトタイプがある （画像提供：コロプラスト株式会社）	コンパクトタイプ（女性用）
間欠導尿用ディスポーザブル型カテーテル	● ネラトンカテーテル：潤滑剤をつけて使用する （画像提供：ニプロ株式会社）	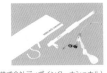
間欠バルーンカテーテル	● ナイトバルーン：日中はバルーンを膨らませない状態で導尿し、夜間はバルーンを膨らませて留置し、蓄尿バッグに接続し尿を貯留させる （画像提供：株式会社ディヴインターナショナル）	

 POINT

◉ 再利用型カテーテルは、カテーテルの洗浄や消毒剤の交換などの手間がかかる。一方、使い捨てのディスポーザブル型は特殊カテーテル加算（≫p.165）のコストがかかる。患者の状況に応じて選択する。

▶ 患者指導のポイント

- ▷ 自己導尿は、身体面だけでなく精神面や社会面のアセスメントが必要。
- ▷ 自己導尿の導入が患者や家族にとって有益なのか、患者や家族が理解しているか医師と情報共有を行う。
- ▷ 下部尿路の構造について、わかりやすく説明し、腎機能保持のため導尿が必要なことを補足説明する。
- ▷ 生活パターン、導尿する場所によって異なるため、患者が導尿しやすいカテーテルを選択する。
- ▷ 定期的に導尿し、残尿を軽減する（導尿回数は医師の指示）。
- ▷ 女性の場合は外尿道口がわかりにくいため、実際に尿道口に触れてもらったり、鏡を用いて位置を確認する。
- ▷ カテーテルは外来にて月1回、在宅自己導尿指導管理料と特殊カテーテル加算を算定し（下表）、必要本数を渡す。1日の導尿回数が多い場合は、再利用型カテーテルと併用することも考慮する。

▶ 在宅自己導尿に関する診療報酬

在宅自己導尿指導管理料		1,400点
特殊カテーテル加算		
再利用型カテーテル	セルフカテーテル	400点
親水性コーティングカテーテル	スピーディカテ 60本以上90本未満	1,700点
	90本以上120本未満	1,900点
	120本以上	2,100点
間欠導尿用ディスポーザブル型カテーテル	ネラトンカテ、親水性コーティング60本未満	1,000点
間欠バルーンカテーテル	DIBカテーテル	1,000点

（2024年5月現在）

用手膀胱洗浄

 血尿や結石による下部尿路閉塞の対策として行われる。

▶ 用手膀胱洗浄の流れ

① 必要物品を準備する

● 洗浄用カテーテル（20〜22Fr）	● 消毒綿
● 開栓口	● 潤滑剤
● 生理食塩水（生食）	● 50mLカテーテルチップ
● 滅菌カップ	● 排液カップ

② カテーテルを挿入する（バルーン留置中なら、蓄尿バッグとの接続部を外す）

③ カテーテルチップで尿を吸引後、生食20mLをゆっくり注入する

④ 生食注入後、そのままカテーテルチップでゆっくり吸引し、尿を回収する

⑤ 凝血塊が減少、または血尿が薄くなるまで③と④をくり返す

⑥ 洗浄に用いた生食の量、尿量・性状をカルテに記録する

▶ 用手膀胱洗浄時の注意点

▶ 生食を注入する際に、抵抗があれば中止して医師に報告する。

▶ 生食を注入したにもかかわらず、吸引できない場合も医師に報告する。

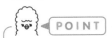

> ⊙ 症状の増悪時は、膀胱損傷につながる恐れがあるため、無理をせず早め
> に医師に報告する。

持続膀胱洗浄

 強度の血尿や組織片の混入する場合(前立腺肥大症や膀胱疾患の術後など)、膀胱内に留置したカテーテルを通して、点滴装置で持続的に洗浄液を流すことにより、カテーテルの閉塞を防ぐ。

持続膀胱洗浄の流れ

① 必要物品を準備する

- 3wayバルーンカテーテル
- 輸血セット
- 蓄尿バッグ
- 生理食塩水(生食)(1,000mLバッグ)
- 点滴スタンド

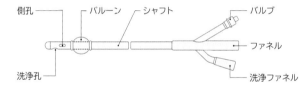

(3wayバルーンカテーテルの構造)

側孔 ― バルーン ― シャフト ― バルブ

洗浄孔 ― ファネル ― 洗浄ファネル

② 3wayバルーンカテーテルを挿入する

③ カテーテルの洗浄ファネルに輸液セットをつけた生食を接続し、ファネルに蓄尿バッグを接続する

> 血尿の強い場合や凝血の流出をみる場合は、滴下速度を速めてカテーテルの閉塞を防ぐ。血尿スケール0.5%以下を保つよう調整する

④ 生食を滴下する。注入速度は医師の指示に従う

⑤ 尿量の測定は、目盛り入りの蓄尿バッグを用いて測定する

> 尿は洗浄液とともに流出するので、排液量から注入した洗浄液を引いた量で尿量を求める

◉ 排液ルートが閉塞していても
注入のみされてしまうため、
輸液ポンプは使用しない。

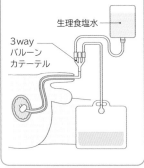

生理食塩水

3way
バルーン
カテーテル

▶ 観察ポイント

観察点	ポイント
排液の観察	● 尿量・血尿の有無・血塊の有無・混濁の程度
患者の訴え	● 患者の訴えに注意し、腹満・腹痛などはカテーテル閉塞を疑う
カテーテル挿入部	● 排液量が注入量より少ない場合は、カテーテルの閉塞により、尿道周囲の汚染が疑われる ● カテーテルから尿流出がみられない場合は、洗浄を中断する

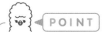

◉ カテーテルが閉塞・クランプした状態で膀胱洗浄を続けると、洗浄液によっ
て膀胱内が充満し、膀胱損傷をきたす。閉塞の解除・クランプ後に洗浄
を再開する。

膀胱内注入療法

 TUR-BTのあとに筋層浸潤性膀胱がんの再発や進展を予防する目的で、細胞障害性抗がん薬やBCG（ウシ型弱毒結核菌）を膀胱内に注入する。

▶ 抗がん薬膀胱内注入療法

▶ 経尿道的膀胱腫瘍切除術（TUR-BT）後、留置したカテーテルからピラルビシンなどの細胞障害性抗がん薬（» p.187）を注入する方法。

▶ 注入後は60分クランプしてから開放し、カテーテル内へ流出することを確認する。

▶ （院内の場合）排泄物を取り扱う際は、防護ガウン、手袋、サージカルマスク（飛散の可能性がある場合はシールドマスク）を着用し、排泄物を廃棄した後は水を2回流す。

> クランプ鉗子を用いるときは、不織布ガーゼを下巻きにして、バルーンカテーテルではなく、蓄尿バッグのチューブを2か所クランプする

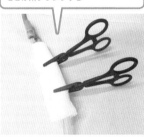

 POINT

⊙ **持続膀胱洗浄を行っている場合は、クランプ前に必ず中止**する。

▶ BCG膀胱内注入の流れ

▶ 膀胱がん治療の初期治療として、TUR-BT後の筋層非浸潤性膀胱がんの再発・進展の予防や上皮内がんの治療として行う。

① 必要物品を準備する

• 乾燥BCG・日本株（イムノブラダー）	• 不織布	• 検尿カップ
• グリーンシリンジ50 mL1本、5 mL 1本	• 潤滑剤	• 家庭用の塩素系漂白剤
	• 消毒綿球	• 防水シーツ
• 18 G注射針	• 鑷子	• 個人防護具（PPE）
• ネラトンカテーテル12Fr	• ディスポーザブル膿盆	• おむつ
	• ビニール袋	

❷ 薬液溶解前にマスク、手袋、エプロン、ゴーグルの個人防護具（PPE）を着用する

❸ ミキシング台の上に防水シーツを敷き、ビニール袋内にディスポーザブル膿盆、50mLと5mLグリーンシリンジ、18G注射針を用意し、薬液を溶解する

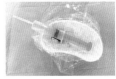

❹ 患者には注入直前に、排尿を済ませておいてもらう。処置台の下に防水シーツを敷き、患者には下着を下げ、仰臥位をとってもらう。陰部にビニール袋内に不織布を入れたものを置く

❺ 尿道口の消毒後にネラトンカテーテルを挿入し、膀胱に残っている尿をビニール袋内に排尿させる

❻ ネラトンカテーテルに薬液の入ったシリンジを接続し注入する

❼ カテーテルを抜去し、衣服を着てもらい、指示時間（通常1〜2時間）排尿しないように説明する

❽ 使用物品をビニール袋に入れ、家庭用の塩素系漂白剤を噴霧したのち密閉し、PPEもまとめて感染性医療廃棄物容器に廃棄する。注射針やバイアルは、専用容器に廃棄する

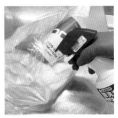

❾ 注入後、最初の尿は大きい検尿カップに採取してもらい、検尿カップ内の尿をおむつにしみ込ませ、ビニール袋に入れて家庭用の塩素系漂白剤を噴霧後、ビニール袋を密閉して感染性医療廃棄物容器に廃棄する

◀ POINT ▶

⊙ 自宅で排尿する場合は、排尿後に尿と希釈していない200mLの次亜塩素酸ナトリウム系漂白剤や家庭用の塩素系漂白剤（ハイター）などを便器に入れて、15分放置した後に流すように説明する[3]。

⊙ 飛散を防ぐために、排尿時は座位で行うように説明する。

尿管ステント留置

 膀胱鏡を用いて経尿道的に尿管へステントを挿入し、尿の流出を確保する。

▶ 適応

- ▶ 尿管周囲の悪性腫瘍の増大や浮腫、結石片などにより、尿管の狭窄が起こり、感染や腎機能の低下を伴う場合に、腎盂から膀胱までのドレナージ目的で挿入される。
- ▶ 経尿道的腎尿管砕石術（TUL/URS）や腎盂形成術、腎移植、外科や婦人科の術前に、尿管損傷のリスク回避目的で挿入されることもある（尿管ステントは硬く触れるため、術中に他の脈管と判別しやすくなる。最近は蛍光ステントも使用）。
- ▶ 尿管ステント留置が長期間になる場合は、定期的な交換が必要になる。

▶ 尿管ステントの種類

- ▶ カテーテルの脱出を防ぐため、片側や両側が円形になっている。

シングルJカテーテル	● 片端が円形に屈曲 ● 尿管皮膚瘻（» p.131）として、シングル側は体外へ
ダブルJカテーテル	● 両端が円形に屈曲し、膀胱内に留置する ● シングルに比べて抜けにくい

（シングルJカテーテル）

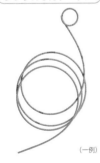

（一例）

（画像提供：コロプラスト株式会社）

（ダブルJカテーテル（留置イメージ））

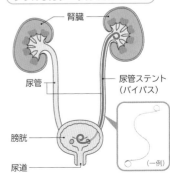

腎臓

尿管

尿管ステント（バイパス）

膀胱

尿道

（一例）

尿管ステントの挿入・交換

尿管皮膚瘻のステント交換

▶ 初めて挿入する場合は、X線透視下にて挿入・交換する。

▶ 尿管皮膚瘻など尿路ストーマに挿入されている場合は、ガイドワイヤーを用いてベッドサイドで交換する場合もある。

▶ 挿入や交換は清潔操作で行うため、医師の介助を行う。

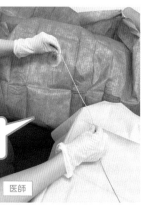

清潔なドレープを用いて清潔野を確保し、交換しているところ

医師

尿管ステント留置の合併症とその対応

血尿	● 飲水を心がけてもらうことで、ほとんど対応できる
疼痛	● 挿入直後に生じるが、鎮痛薬で対応する
感染・発熱	● 予防的に抗菌薬を投与する場合もある
膀胱刺激症状	● 機械的刺激により出現するが、α_1受容体拮抗薬や抗コリン薬を投与することがある
位置異常	● 尿量低下で判明、透視下で確認し調整する
カテーテル閉塞	● 4〜6週間ごとにカテーテルを交換する

デキナース

● 尿管ステントを交換後は発熱に注意し、ステントの閉塞や抜けがないか、尿量やステントの長さを観察する。異常がみられた場合は、すみやかに連絡するよう患者に伝える。

腎・泌尿器でよく使う薬剤

*詳細は各薬剤の添付文書を参照してください。本文中の製品の商標登録マークは省略しています。

▶ 主な副腎皮質ステロイド

内 内服薬　注 注射薬

- ▶ 副腎から生成される副腎皮質ホルモンの1つであり、体内の炎症や免疫力を抑制する作用がある。
- ▶ 適応：抗がん薬投与時の制吐薬として使用したり、腎疾患では全身投与法として使用される。

一般名	主な商品名	
プレドニゾロン	プレドニン	内
メチルプレドニゾロン	メドロール	内
デキサメタゾン	デカドロン	内
デキサメタゾンリン酸エステルナトリウム	デキサート	注
メチルプレドニゾロンコハク酸エステルナトリウム	ソル・メドロール	注

POINT

⊙ 腎疾患の全身投与法として、❶経口ステロイド療法と❷ステロイドパルス療法がある。

投与イメージ

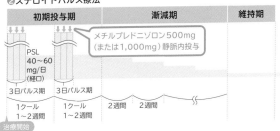

❶経口ステロイド療法

初期投与期	漸減期	維持期

プレドニゾロン（PSL）30〜60mg/日（経口）
4〜6週間

原則2週間ごとに5〜10mg/日の割合で減量
2週間　2週間

5〜10mg/日

投与終了もしくは維持投与

治療開始

❷ステロイドパルス療法

初期投与期	漸減期	維持期

PSL 40〜60mg/日（経口）

メチルプレドニゾロン500mg（または1,000mg）静脈内投与

3日パルス期　3日パルス期
1クール　1クール
1〜2週間　1〜2週間
2週間　2週間

治療開始

木村健二郎監修：糸球体疾患総論. 医療情報科学研究所編, 病気がみえるvol.8 腎・泌尿器第3版. メディックメディア, 東京, 2019：134-135. より引用

副腎皮質ステロイド

薬剤

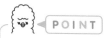

POINT

⊙ ステロイドを急に中止・減量すると、ステロイド離脱症候群（発熱や悪心・嘔吐、脱力などが出現する）を生じるため、徐々に減量し、中止する必要がある。

▶ ステロイドの主な副作用

- 易感染
- 骨粗鬆症
- 消化管潰瘍
- 耐糖能異常（糖尿病）
- 精神症状
- 満月様顔貌
- 緑内障
- 浮腫
- 高血圧　など

　ココ知り

- ステロイドは多様な副作用があるため、副作用を抑えたり予防する目的で胃薬や抗菌薬、骨粗鬆症予防薬を内服することがある。
- 骨粗鬆症予防や緑内障予防などのため、定期的な検診が必要である。

　デキナース

- ステロイド使用患者は手指衛生やうがい、マスクの着用などの感染対策を行うよう指導し、看護師側も感染対策を行う。
- ステロイド使用にともない、高血糖になる場合があるため、医師に血糖測定やインスリン投与が必要か確認する。
- ステロイド投与量が多いと不眠や不穏状態になる場合があるため、睡眠状況や患者の言動に注意し、医師の指示に基づいた睡眠薬の使用などを検討する。

▶ リツキシマブ

▷ B細胞やB細胞性リンパ腫細胞の細胞表面に発現しているD20抗原というタンパク質に結合し、結合した細胞を破壊することで増殖を抑える分子標的治療薬である。

▷ 適応：ABO血液型不適合移植における抗体関連型拒絶反応の抑制や既存治療で効果不十分なループス腎炎、難治性ネフローゼ症候群などに使用する。

分類	一般名	主な商品名
免疫抑制薬（抗CD20抗体）	リツキシマブ	リツキサン　注

リツキシマブの主な副作用

- インフュージョンリアクション
- 血球減少
- 感染症　など

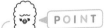

POINT

- ⊙ インフュージョンリアクションとは、投与中または投与開始後24時間以内に多く出現する症状で、主に発熱や悪寒、悪心、頭痛、掻痒感、発疹、咳嗽などがある。
- ⊙ 投与中は、バイタルサインの変動や症状の観察を行うとともに、投与後も患者の状態を観察する必要がある。

ココ知り

- インフュージョンリアクションを軽減させるために、リツキシマブ投与の30分前に抗ヒスタミン薬、鎮痛解熱薬、ステロイドの投与を行う。
- 投与方法・投与速度は、適正使用ガイドライン、医師の指示に従って行う。
- 注入速度を守るために輸液ポンプを必ず使用する。

主な止血薬

▷ 主に術中・術後に、異常出血や血尿がみられた際に使用される。
▷ 下記の2剤はいずれも内服薬と注射薬がある。

一般名	主な商品名		
カルバゾクロムスルホン酸ナトリウム水和物	アドナ	内	注
トラネキサム酸	トランサミン	内	注

止血薬の主な副作用

- 食欲不振
- 胃部不快感
- 発疹
- 掻痒感　など

主な利尿薬

▶ 利尿薬とは、尿量を増加させる作用をもつ薬物の総称である。利尿薬それぞれに作用部位があり、遠位尿細管、近位尿細管、ヘンレのループ、集合管(»p.44)といった部位に作用する。

▶ **適応:** うっ血性心不全、腎性浮腫のある患者など。

分類		一般名	主な商品名
利尿薬	浸透圧利尿薬	D-マンニトール	マンニットール 注
	ループ利尿薬	アゾセミド	ダイアート 内
		フロセミド	ラシックス 内 注
	サイアザイド系利尿薬	トリクロルメチアジド	フルイトラン 内
	カリウム保持性利尿薬 (抗アルドステロン薬)	スピロノラクトン	アルダクトンA 内
	バソプレシンV₂受体拮抗薬	トルバプタン	サムスカ 内

- 副作用として浸透圧利尿薬、ループ利尿薬、サイアザイド系利尿薬ではカリウム(K)の低下があるが、K保持性利尿薬ではKの上昇、バソプレシンV₂受容体拮抗薬では、Naの上昇と副作用が異なる。

- 利尿薬を使用している患者は、尿量がどのくらい確保できているか確認し、浮腫の有無も合わせて観察する。
- 血液検査データを確認し、脱水症状に注意する。
- 飲水量の制限があるか医師に確認し、必要な場合は飲水量を守ることができるよう指導する(飲水チェックシートの記載、またはペットボトル○本など具体的な説明を行う)。

▶ 主な免疫抑制薬

▶ 体内で過剰に起こっている異常な免疫反応を抑える。

▶ ネフローゼ症候群などの腎疾患患者において、ステロイドだけでは効果の乏しい場合に補助的選択薬として使用されることが多い。

▶ 腎移植レシピエントへの拒絶反応を抑制する。

分類		一般名	主な商品名	
核酸合成阻害薬	プリン拮抗薬	アザチオプリン	イムラン	内
		ミコフェノール酸モフェチル	セルセプト	内
		ミゾリビン	ブレディニン	内
	アルキル化薬	シクロホスファミド水和物	エンドキサン	注
リンパ球機能阻害薬	カルシニューリン阻害薬	シクロスポリン	ネオーラル	内
			サンディミュン	注
		タクロリムス水和物	プログラフ	内 注
			グラセプター	内
生物学的製剤*1	細胞標的薬	バシリキシマブ	シムレクト	注
		リツキシマブ	リツキサン	注
mTOR阻害薬		エベロリムス	サーティカン	内
免疫グロブリン		抗ヒト胸腺細胞ウサギ免疫グロブリン	サイモグロブリン	注

赤字：腎疾患患者・腎移植患者に主に使用　　　青字：腎移植患者に主に使用

＊1 リツキシマブは腎疾患患者でも使用（≫p.174）

免疫抑制薬の主な副作用

プリン拮抗薬	易感染、悪心・嘔吐、下痢などの消化器症状、発疹、血球減少
アルキル化薬	悪心・嘔吐などの消化器症状、発疹、掻痒感、頭痛、血球減少
カルシニューリン阻害薬	易感染、手足の振戦、腎機能障害
mTOR阻害薬	口内炎、発疹、易感染、間質性肺炎、血球減少
免疫グロブリン	呼吸困難、発熱、悪寒、悪心・嘔吐、下痢などの消化器症状

POINT

- ⊙ カルシニューリン阻害薬は、グレープフルーツなど一部の柑橘類を摂取すると、血中濃度が上昇するため、摂取しないよう食事指導を行う。
- ⊙ セイヨウオトギリソウ（セント・ジョーンズ・ワート）の含まれている製品を摂取すると、血中濃度が低下するため、摂取しないよう指導する。

デキナース

- 腎移植患者は、移植後に免疫抑制薬を内服し続けなければならないため、医師の指示に従い、正しい時間に正しい量を内服するよう退院指導を行う（例：内服を忘れないように、タイマーをセットする）。
- 免疫抑制薬を内服していると日和見感染しやすくなるため、手指衛生やマスクの着用などの感染対策を徹底し、ペットとの接触、ガーデニングの手入れ後などは特に注意するよう指導する。
- ワクチン接種は、医師に確認のうえ行う必要があることを説明する。

▶ 主な腎性貧血治療薬

▷ 慢性腎臓病などの腎機能が低下した状態では、赤血球産生を促すエリスロポエチンの産生が低下し、貧血が引き起こされるため、腎性貧血治療薬を用いる。

分類	一般名	主な商品名	
HIF-PH 阻害薬	ロキサデュスタット	エベレンゾ	内
	ダプロデュスタット	ダーブロック	内
	エナロデュスタット	エナロイ	内
	バダデュスタット	バフセオ	内
	モリデュスタットナトリウム	マスーレッド	内
赤血球造血 刺激因子製剤	ダルベポエチンアルファ	ダルベポエチンアルファ	注
	エポエチンベータペゴル	ミルセラ	注

▶ 腎性貧血治療薬の主な副作用

● 悪心・便秘　● 下痢などの消化器症状　● めまい　● 不眠　など

▶ 主な高カリウム・高リン血症治療薬

▷ 高カリウム（K）血症治療薬は、急性および慢性腎不全に伴う高K血症に使用することが多い（» p.41）。

▷ 高リン（P）血症とは、血清リン濃度が5 mg/dL以上の場合を示し、リンは腎臓から排泄されるため、腎不全患者に高P血症治療薬を使用することが多い。

分類		一般名	主な商品名	
高K血症治療薬	陽イオン交換樹脂製剤	ポリスチレンスルホン酸Ca	カリメート	内
			ポリスチレンスルホン酸Ca	内
	Ca製剤	グルコン酸Ca水和物	カルチコール	注
	非ポリマー無機陽イオン交換化合物	ジルコニウムシクロケイ酸ナトリウム水和物	ロケルマ	内
高P血症治療薬	リン吸着薬	炭酸ランタン水和物	ホスレノール	内
		沈降炭酸Ca	カルタン	内
		クエン酸第二鉄水和物	リオナ	内

▶ 高カリウム・高リン血症治療薬の主な副作用

高K血症治療薬	● 便秘 ● 悪心 ● 食欲不振 など
高P血症治療薬	● 悪心・嘔吐 ● 胃部不快感 ● 便秘 ● 下痢 など

● 高カリウム血症の場合、カボチャやれんこん、バナナといったカリウムの多く含まれる食品の摂取は控えるよう指導する。
● 高リン血症治療薬は血中リンの排泄を促進する薬剤ではないため、食事療法などによるリン摂取制限について指導する。

▶ 主な排尿障害治療薬

▶ 排尿障害治療薬は、尿閉や頻尿といった排尿障害に使用される。

▶ **適応**：前立腺肥大に伴う排尿障害、過活動膀胱における尿意切迫感、頻尿および切迫性尿失禁。

分類	一般名	主な商品名	
コリン作動薬	ベタネコール塩化物	ベサコリン	内
α₁受容体拮抗薬	ナフトピジル	フリバス	内
	タムスロシン塩酸塩	ハルナール	内
	シロドシン	ユリーフ	内
	ウラピジル	エブランチル	内
PDE5阻害薬	タダラフィル	ザルティア	内
抗コリン薬	プロピベリン塩酸塩	バップフォー	内
	イミダフェナシン	ウリトス、ステーブラ	内
	フェソテロジンフマル酸塩	トビエース	内
β₃アドレナリン受容体作動薬（β₃作動薬）	ミラベグロン	ベタニス	内
	ビベグロン	ベオーバ	内
5α還元酵素阻害薬	デュタステリド	アボルブ	内

- アボルブは経皮吸収されるため、女性や小児はカプセルから漏れた薬剤に触れないように注意する。触れた場合は、ただちに石けんと水で洗い流す。

主な麻薬（オピオイド）　主な鎮痛薬は »p.66

一般名	主な商品名	
フェンタニルクエン酸塩	フェントス	貼 （テープ）
	フェンタニル	注
	イーフェン	内 （バッカル錠）
オキシコドン塩酸塩水和物	オキシコドン徐放	内 （カプセル）
	オキノーム	内 （散）
	オキファスト	注
ヒドロモルフォン塩酸塩	ナルサス	内 （錠）
	ナルラピド	内 （錠）
メサドン塩酸塩	メサペイン	内 （錠）
タペンタドール塩酸塩	タペンタ	内 （錠）
モルヒネ塩酸塩水和物	モルヒネ塩酸塩	内 （錠） 注

- ヒドロモルフォン、オキシコドンには定時投与薬のほかに、ナルラピド（錠）、オキノーム（散）といったレスキューがある。
- レスキューとは、ベースに使用している定時投与薬の鎮痛効果が不十分な場合に使用できる薬剤のことである。
- メサペインはQT延長が現れることがあるため、投与開始前および投与中は心電図異常がないかなど、患者の状態を十分に観察する。

- がん性疼痛のある患者の出棟前などにレスキューを使用して除痛を図り、疼痛を軽減し安楽を得られるよう、レスキューの投与時間を考える。
- 非ステロイド抗炎症薬（NSAIDs）やアセトアミノフェンなどの鎮痛薬で疼痛コントロールを行っていた患者が、新たにオピオイドを使用する場合は、ペインスケール（»p.15）を用いながら、除痛効果が得られているか観察する。

▶ オピオイドの主な副作用

● 眠気　● 悪心　● 便秘　など

 ココ知り

● 上記がオピオイドの三大副作用であるが、なかでも便秘は発症率が高いため、
緩下剤の予防的投与が必要となる。

▶ 尿路感染症によく使用される主な抗菌薬

▶ 主に腎盂腎炎や前立腺炎、膀胱炎などに使用し、原因の細菌によって医師が
抗菌薬を選択し投与する。

分類			一般名	主な商品名	
細胞壁合成阻害薬	βラクタム系	ペニシリン系	広域ペニシリン	アンピシリン水和物（ABPC）	ビクシリン	内 注
				アモキシシリン水和物（AMPC）	サワシリン	内
			βラクタマーゼ阻害薬配合	スルタミシリントシル酸塩水和物（SBTPC）	ユナシン	内
				アンピシリンナトリウム・スルバクタムナトリウム（ABPC/SBT）	ユナシン-S	注
				クラブラン酸カリウム・アモキシシリン水和物（CVA/AMPC）	オーグメンチン	内
				タゾバクタム・ピペラシリン水和物（TAZ/PIPC）	ゾシン	注
		セフェム系	第1世代	セファゾリンナトリウム（CEZ）	セファメジンα	注
				セファクロル（CCL）	ケフラール	内
			第2世代	セフォチアム塩酸塩（CTM）	パンスポリン	注

分類			一般名	主な商品名	
細胞壁合成阻害薬	βラクタム系	セフェム系 第3世代	セフタジジム水和物（CAZ）	セフタジジム	注
			セフトリアキソンナトリウム水和物（CTRX）	ロセフィン	注
		セフェム系 第4世代	セフェピム塩酸塩水和物（CFPM）	セフェピム塩酸塩	注
		カルバペネム系	メロペネム水和物（MEPM）	メロペン	注
	グリコペプチド系		バンコマイシン塩酸塩（VCM）	塩酸バンコマイシン	内 注
タンパク合成阻害薬	アミノグリコシド系		ゲンタマイシン硫酸塩（GM）	ゲンタシン	注
	マクロライド系		クラリスロマイシン（CAM）	クラリス	内
			エリスロマイシンエチルコハク酸エステル（EM）	エリスロシン	内 注
	テトラサイクリン系		ミノサイクリン塩酸塩（MINO）	ミノマイシン	内 注
核酸合成阻害薬	ニューキノロン系		レボフロキサシン水和物（LVFX）	クラビット	内 注
			シプロフロキサシン（CPFX）	シプロキサン	内 注
			シタフロキサシン水和物（STFX）	グレースビット	内

POINT

◉ 初回投与時はアレルギー症状が出る場合があるため、ベッドサイドで立ち合い、変わりないか確認する。

麻薬／抗菌薬

薬剤

LH-RHアゴニスト・GnRHアンタゴニスト

▶ 黄体形成ホルモン放出ホルモン（LH-RH）アゴニスト

一般名	リュープロレリン酢酸塩	ゴセレリン酢酸塩
主な商品名	リュープリン	ゾラデックス
状態	白色混濁液体	白色～淡黄褐色の円柱状の固形物
1か月製剤	3.75mg	3.6mgデポ
3か月製剤	11.25mg（リュープリンSR）	10.8mg徐放デポ
6か月製剤	22.5mg（リュープリンPRO）	―
調製方法	• プランジャーロッドを青ラインまで押し上げる • 小刻みに15～30秒程度、手掌に軽くたたきつけて混濁する	• 投与前にシリンジ内に薬剤があることを確認する • プランジャーを固定しているクリップを外す • 空気抜きの必要はない
注射角度 （部位）	30～45°（腹部） 針の余りが1/3以下になるように刺す	30～40°（腹部）
注射速度	ゆっくり	すばやく一瞬で
主な副作用	硬結、紅斑、疼痛、腫脹、掻痒感、ホットフラッシュ	出血、疼痛、腫脹、内出血

ゴナドトロピン放出ホルモン（GnRH）アンタゴニスト

一般名	デガレリクス酢酸塩
主な商品名	ゴナックス
状態	無色透明液体
初回	120mgバイアル（3.0mL）×2本　左右1本ずつ
1か月製剤	80mgバイアル（4.0mL）×1本
3か月製剤	240mgバイアル（4.0mL）×2本
調製方法	注射用水をバイアルに注入後ミキシング、溶解できたらバイアル内の薬液をシリンジに引き、バイアルアダプターを外して25G針を付ける
注射角度（部位）	45°を下回らない角度（腹部）
注射速度	1mLあたり10秒をめやすにゆっくり
主な副作用	疼痛、硬結、紅斑、腫脹、熱感

初回のみ
2本投与する

　ココ知り

デノスマブ（ランマーク）

- 骨転移への薬物療法として、デノスマブを使用することがある。デノスマブは、4週間に1回皮下注射する。主な副作用として、顎骨壊死、低カルシウム（Ca）血症がある。

デノタス

- 低カルシウム血症の治療および予防目的に、沈降炭酸カルシウム・コレカルシフェロール・炭酸マグネシウム配合（デノタス）を内服する。
- チュアブル錠をかみ砕くか、口中で溶かして服用する。

ホルモン注射の注意点

▶ 注射部位をこすらない、触らない、もまない。

▶ どの製剤も、決められた期間を超えて注射すると効き目が弱くなる。

デキナース

- 圧迫しないよう、ベルトなどが当たらない位置に注射する。
- 同じ部位に続けて注射すると皮膚が固くなってしまう場合があるため、注射部位は毎回変更する。

抗アンドロゲン薬・アンドロゲン合成酵素阻害薬

▶ 抗アンドロゲン薬は、アンドロゲンと受容体の結合を阻害することで、前立腺がんの増殖を抑制する。

▶ アンドロゲン合成酵素阻害薬は、副腎あるいは前立腺がん組織におけるアンドロゲンの合成を抑制する。

分類	一般名	主な商品名		主な副作用
非ステロイド性抗アンドロゲン薬	ビカルタミド	カソデックス	内	肝機能障害、女性化乳房、ほてり、乳房圧痛
	フルタミド	オダイン	内	
	エンザルタミド	イクスタンジ	内	高血圧、便秘、下痢、倦怠感、けいれん
	ダロルタミド	ニュベクオ	内	不整脈、徐脈、動悸（心臓障害）
	アパルタミド	アーリーダ	内	疲労、皮疹、甲状腺機能低下症
ステロイド性抗アンドロゲン薬	クロルマジノン酢酸エステル	プロスタール	内	肝機能障害
アンドロゲン合成酵素（CYP17）阻害薬	アビラテロン酢酸エステル	ザイティガ	内	高血圧、低カリウム血症、体液貯留、肝機能障害

細胞障害性抗がん薬

▶ 腎・泌尿器がんに使用される主な抗がん薬

▶ がん細胞の増殖を抑えたり破壊する薬剤である。

▶ がん細胞だけでなく、正常な細胞も含めて細胞の分裂を障害する。

分類	一般名（主な略称）	主な商品名		主な副作用
白金製剤 （プラチナ系）	シスプラチン（CDDP）	ランダ	注	腎機能障害、 悪心・嘔吐
	カルボプラチン（CBDCA）	パラプラチン	注	汎血球減少
アルキル化薬	イホスファミド（IFM）	イホマイド	注	出血性膀胱炎
抗腫瘍性抗生物質	ドキソルビシン（DXR）	アドリアシン	注	心筋障害、口内炎
	ブレオマイシン（BLM）	ブレオ	注	間質性肺炎、 肺線維症
	ピラルビシン（THP）	ピノルビン	注	膀胱内注入の場合、頻尿や排尿時痛などの膀胱刺激症状
	マイトマイシンC（MMC）	マイトマイシン	注	
	エピルビシン（EPI）	エピルビシン	注	
トポイソメラーゼI阻害薬	イリノテカン（CPT-11）	カンプト、 トポテシン	注	下痢
トポイソメラーゼII阻害薬	エトポシド（VP-16）	ラステット、 ベプシド	注	汎血球減少、脱毛、間質性肺炎
微小管阻害薬 （タキサン系）	ドセタキセル（DTX）	タキソテール	注	過敏症、浮腫、 神経障害
	カバジタキセル（CBZ）	ジェブタナ	注	発熱性好中球減少症、神経障害
	パクリタキセル（PTX）	タキソール	注	末梢神経障害、 過敏症
微小管阻害薬 （ビンカアルカロイド系）	ビンブラスチン（VLB）	エクザール	注	汎血球減少、 知覚異常
代謝拮抗薬	ゲムシタビン（GEM）	ジェムザール	注	血管痛、食欲不振、間質性肺炎
	メトトレキサート（MTX）	メソトレキセート	注	過敏症、 汎血球減少、脳症

主な副作用の出現時期と看護

副作用（出現時期）	観察項目	看護・治療
悪心・嘔吐 **食欲不振** （急性：投与後24時間以内 **遅発性：24時間以降** **予測性：投与前**）	食欲、味覚、食事摂取量、水分摂取量、血液検査値（Alb、TP、K、Na）、体重	• 食事内容を工夫する（麺類やゼリーなど食べやすいものを提案する。刺激やにおいの強いものを避ける） • 無理せず、食べたいときに食べられるものを摂取する • 制吐薬の使用や補液
腎機能低下 （day2～）	尿量、排尿状態、体重、浮腫、血液検査値（BUN、Cr、K、Na）、尿検査	• 水分摂取を励行する • 浮腫による体重増加に注意し、利尿薬を使用する
便秘・下痢 （day7～15）	腹痛、便の回数・性状、腸蠕動音、腹部膨満感	• 整腸薬や緩下剤の使用 • 消化によいもの、刺激の少ないものを摂取する • 水分摂取を促し、脱水にならないように注意する
骨髄抑制 （day8～）	血液検査値（WBC、RBC、Hb、PLT、好中球）、体温、感冒症状、口内炎、歯肉・鼻・肛門などからの出血の有無、倦怠感、めまい、ふらつき	• **易感染**：手洗い、含嗽、マスク着用や人混みを避けるなどの感染予防行動、保清、生ものの摂取は避ける、G-CSFの投与 • **易出血**：外傷や皮膚損傷の予防、口腔ケアや指示の含嗽、軟膏塗布 • **貧血**：転倒予防、輸血
末梢神経障害 （投与直後、day8～）	手足のしびれ、知覚鈍麻、耳鳴り、歩行状況	• ホットパックの使用やマッサージを行う
脱毛 （day15～）	頭髪や睫毛、眉毛の脱毛状況、精神面	• 髪が長い場合は短くすることを提案する • ウィッグや帽子、粘着クリーナーなどの情報提供

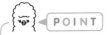

- 副作用の程度や頻度は薬剤によって異なり、個人差がある。
- 副作用の重症度は、有害事象共通用語規準（CTCAE）（≫ p.17）の Gradeにより評価する。

化学療法でよく使用される主な制吐薬、抗アレルギー薬

分類	一般名	主な商品名	
ステロイド	デキサメタゾン酸エステルナトリウム	デキサート デカドロン	注 内 注
ドパミンD₂受容体拮抗薬	メトクロプラミド	プリンペラン	内 注
	ドンペリドン	ナウゼリン	内
セロトニン5-HT₃受容体拮抗薬	グラニセトロン塩酸塩	カイトリル	注
	ラモセトロン	ナゼア	内
	パロノセトロン塩酸塩	アロキシ	注
セロトニン5-HT₄受容体刺激薬	モサプリドクエン酸塩水和物	ガスモチン	内
ヒスタミンH₁受容体拮抗薬	d-クロルフェニラミンマレイン酸塩	ポララミン	内 注
ヒスタミンH₂受容体拮抗薬	ファモチジン	ガスター	内 注
多受容体作用抗精神薬	オランザピン	ジプレキサ	内

肝機能障害で使用される主な薬剤

分類	一般名	主な商品名	
胆石溶解薬	ウルソデオキシコール酸	ウルソ	内
グリチルリチン製剤	グリチルリチン・グリシン・システイン配合剤	ネオファーゲン	内 注

主な副作用の出現時期と看護

薬剤

▶ 好中球減少症の治療・予防で使用するG-CSF製剤

▷ 皮下注射で投与する。

一般名（主な商品名）	注意事項	副作用
ペグフィルグラスチム（ジーラスタ）	● 投与推奨期間は抗がん薬投与終了後24～72時間 ● 3.6mgを薬物療法1サイクルあたり1回投与 ● 薬物療法の投与10日前から投与終了後24時間以内に本剤を使用した場合の安全性は確立していない	● 背部痛 ● 発熱 ● 関節痛 ● 筋肉痛
フィルグラスチム（グラン）	● 薬物療法の投与前後24時間以内の投与は避ける	
レノグラスチム（ノイトロジン）		

テキナース

● G-CSF製剤は顆粒球増殖促進作用があるため、正常造血幹細胞への抗がん薬の感受性を高め、骨髄抑制が増強されてしまうため、投与タイミングに注意する。

分子標的治療薬

▶ がん細胞がもつ特異的な分子異常を標的とし、がん細胞の増殖や転移を抑える。
▶ 根治切除不能または、転移性腎細胞がんに用いられる。

腎・泌尿器がんに使用される主な分子標的治療薬の分類

チロシンキナーゼ阻害薬	・血管新生（がんの栄養の補給路として生まれた異常な血管）を阻害するはたらきがある ・副作用：手足症候群、高血圧、下痢など
mTOR阻害薬	・がん細胞の増殖を促している特定の分子に作用して、情報伝達を阻害するはたらきがある ・副作用：口内炎、間質性肺炎、高血糖など

チロシンキナーゼ阻害薬（TKI）

一般名	主な商品名		投与スケジュール
ソラフェニブ	ネクサバール	内	1日2回
スニチニブ	スーテント	内	1日1回（4週内服2週休薬）
アキシチニブ	インライタ	内	1日2回（連日）
パゾパニブ	ヴォトリエント	内	1日1回 空腹時に服用（食事前の1時間、食後の2時間は避ける）
レンバチニブ	レンビマ	内	1日1回
カボザンチニブ	カボメティクス	内	1日1回 空腹時に服用（食事前の1時間、食後の2時間は避ける）

主な副作用の出現時期と看護／分子標的治療薬

薬剤

191

▶ mTOR阻害薬

一般名	主な商品名	投与スケジュール
テムシロリムス	トーリセル 注	週1回
エベロリムス	アフィニトール 内	1日1回、空腹時に服用

▶ 注意が必要な副作用

副作用	特徴	症状
過敏症 アナフィラキシー	● 投与直後～30分に出現 ● 多くはⅠ型アレルギー（即時型）反応のなかのIgE抗体が関与する全身性の反応	● 過敏症：掻痒感、蕁麻疹、熱感、呼吸困難、動悸、冷汗、悪心など ● アナフィラキシー：咽頭・喉頭浮腫、胸部絞扼感、呼吸困難、血圧低下、頻脈など
インフュージョンリアクション（輸注反応）	● 投与後24時間以内に出現 ● 分子標的治療薬に多く認められ、初回投与時は特に注意が必要	● （軽度の場合）発熱、悪心・嘔吐、悪寒、発疹、掻痒感、頭痛、咳嗽 ● アナフィラキシー様症状（咽頭違和感、血圧低下、呼吸困難など）、低酸素血症

デキナース

- 事前に副作用について情報提供し、異常を感じる場合はすぐに知らせるよう説明する。
- ナースコールの位置も確認しておく。
- 過敏症やインフュージョンリアクションの既往がある場合、次回投与時に症状対策の前投薬が追加されることがある。

免疫チェックポイント阻害薬

▶ T細胞（免疫細胞）の抑制を解除して、がん細胞に対する免疫反応がはたらく。

🔷 腎・泌尿器がんに使用される主な免疫チェックポイント阻害薬

一般名（商品名）	対象	投与期間・方法
ペムブロリズマブ（キイトルーダ）注	• がん化学療法後に増悪した根治切除不能な尿路上皮がん、根治切除不能または転移性の腎細胞がん、腎細胞がんにおける術後補助療法	• 3週間または6週間に1回 • 30分程度で投与
ニボルマブ（オプジーボ）注		• （併用療法）21日間を1サイクルとして通常4サイクル実施 ❶ニボルマブを30分以上かけて投与 ❷投与完了後、30分以上間隔を空ける ❸イピリムマブを30分以上かけて投与 ❹その後、ニボルマブの単独投与では下記の2種類がある • 2週間に1回投与 • 4週間に1回投与
イピリムマブ（ヤーボイ）注	• 根治切除不能または転移性の腎細胞がん • ニボルマブ単独の場合、尿路上皮がんにおける術後補助療法	
アベルマブ（バベンチオ）注	• 根治切除不能な尿路上皮がんにおける化学療法後の維持療法 • 根治切除不能または転移性の腎細胞がん	• 2週間に1回 • 1時間以上かけて投与

分子標的治療薬／免疫チェックポイント阻害薬

薬剤

> POINT

◉ 免疫関連有害事象（irAE）発現時は、過剰に活性化した免疫反応を抑制するために、ステロイド治療を行う。例えば、皮膚障害ではステロイド外用薬、下垂体や副腎機能低下ではヒドロコルチゾンが使用されることが多い。ステロイドに抵抗性や難治性を示す場合は、その他の免疫抑制薬や免疫グロブリン、血漿交換などが行われることもある。

▶ 注意が必要な免疫関連有害事象（irAE）

- ▶ 免疫チェックポイント阻害薬は、悪性腫瘍に対する免疫だけを選択的に増強することはできず、免疫全般を活性化してしまい、さまざまな自己免疫疾患を引き起こす。
- ▶ irAEは、投与数か月後に生じることが多い。

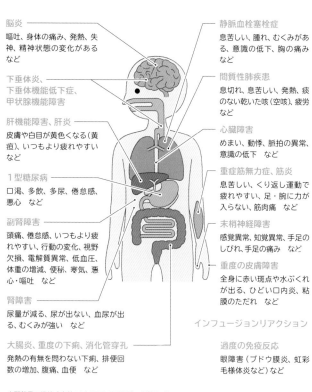

脳炎
嘔吐、身体の痛み、発熱、失神、精神状態の変化があるなど

下垂体炎、下垂体機能低下症、甲状腺機能障害

肝機能障害、肝炎
皮膚や白目が黄色くなる（黄疸）、いつもより疲れやすいなど

1型糖尿病
口渇、多飲、多尿、倦怠感、悪心　など

副腎障害
頭痛、倦怠感、いつもより疲れやすい、行動の変化、視野欠損、電解質異常、低血圧、体重の増減、便秘、寒気、悪心・嘔吐　など

腎障害
尿量が減る、尿が出ない、血尿が出る、むくみが強い　など

大腸炎、重度の下痢、消化管穿孔
発熱の有無を問わない下痢、排便回数の増加、腹痛、血便　など

静脈血栓塞栓症
息苦しい、腫れ、むくみがある、意識の低下、胸の痛みなど

間質性肺疾患
息切れ、息苦しい、発熱、痰のない乾いた咳（空咳）、疲労など

心臓障害
めまい、動悸、脈拍の異常、意識の低下　など

重症筋無力症、筋炎
息苦しい、くり返し運動で疲れやすい、足・腕に力が入らない、筋肉痛　など

末梢神経障害
感覚異常、知覚異常、手足のしびれ、手足の痛み　など

重度の皮膚障害
全身に赤い斑点や水ぶくれが出る、ひどい口内炎、粘膜のただれ　など

インフュージョンリアクション

過度の免疫反応
眼障害（ブドウ膜炎、虹彩毛様体炎など）など

小野薬品工業株式会社：irAEアトラス総論. 2023：2.
https://www.iraeatlas.jp/download/irae/2326/OPD-Z10807B_202308_0.pdf（2024.4.10.アクセス）をもとに作成

抗体薬物複合体（ADC）

▶ リンカーを介して抗体と薬物を結合させた薬剤で、がん細胞に結合し、薬物をがん細胞へ直接送り込むことで、がん細胞を選択的に攻撃する。

一般名（商品名）	エンホルツマブベドチン（パドセブ）
対象	• 根治切除不能または転移性尿路上皮がん • 化学療法や免疫チェックポイント阻害薬による効果がみられない場合や、治療後に再発した場合に用いられる
構造	• 下記の3要素からなる薬剤 抗体と薬物をつなぐ ── リンカー がん細胞の表面にあるタンパク質と結合する ── 抗がん薬 抗体 がん細胞の分裂を阻止し、増殖できないようにはたらく（微小管阻害薬）
作用	• がん細胞の抗原と結合し、がん細胞に取り込まれると、切り離された薬物ががん細胞の増殖を阻害し、死滅させる
投与期間・方法	• 30分以上かけて点滴投与 • 週1回の投与を3週間連続して行い、4週目は休薬。これを1サイクルとし、くり返し投与
副作用	• 発疹、高血糖、悪心・嘔吐、末梢神経障害、骨髄抑制、腎機能障害、間質性肺疾患、ドライアイ、脱毛、味覚障害など

デキナース
• エンホルツマブベドチンでは、保湿することで皮膚障害の予防につながるため、保湿剤を使用するよう指導する。

血管外漏出時の対応

血管外漏出時の組織侵襲にもとづく抗がん薬の分類

分類	特徴	薬剤例（一般名）
起壊死性抗がん薬	• 少量の漏出で疼痛・発赤・腫脹・壊死などの皮膚障害を起こしやすい • 潰瘍形成に至ることもある	• ドキソルビシン • ドセタキセル • パクリタキセル • ビンブラスチン
起炎症性抗がん薬	• 漏出部位に発赤・腫脹が生じることはあるものの、皮膚壊死や潰瘍の形成までは起こりにくい • 大量漏出時には疼痛を起こす	• イホスファミド • イリノテカン • エトポシド • カバジタキセル • カルボプラチン • ゲムシタビン • シスプラチン
非起壊死性抗がん薬	• 漏出後に炎症症状は起こりにくい • 皮下注射が可能	• イピリムマブ • テムシロリムス • ニボルマブ • ブレオマイシン • ペムブロリズマブ • メトトレキサート・

血管外漏出時の初期対応

❶血管外漏出の徴候（刺入部付近の違和感、疼痛、滴下不良、逆血なし）を発見
❷ただちに輸液を中止する
❸輸液ルートを抜針後、刺入部、漏出部を観察する
   • 炎症の徴候（発赤、腫脹、硬結、熱感）
   • 局所の色の変化（紫斑、強い発赤、硬結の有無、水疱の有無）
❹抗がん薬の組織侵襲の区別対応を行う
❺抗がん薬の残液／吸入液量を記録する

抗がん薬の組織侵襲の区分別対応

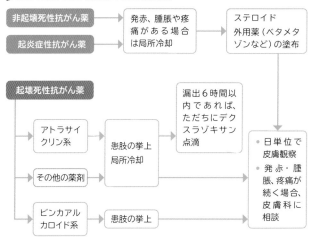

```
非起壊死性抗がん薬  ┐
                   ├→  発赤、腫脹や疼痛がある場合は局所冷却  →  ステロイド外用薬（ベタメタゾンなど）の塗布
起炎症性抗がん薬    ┘
```

```
起壊死性抗がん薬
  ├→ アトラサイクリン系 ┐
  │                     ├→ 患肢の挙上局所冷却 → 漏出6時間以内であれば、ただちにデクスラゾキサン点滴
  ├→ その他の薬剤      ┘                                                                                    ┐
  │                                                                                                         ├→ ・日単位で皮膚観察
  └→ ビンカアルカロイド系 →  患肢の挙上                                                                     ┘    ・発赤・腫脹、疼痛が続く場合、皮膚科に相談
```

テキナース

- 血管外漏出を予防するためには、抗がん薬投与開始時に必ず逆血を確認する。合わせて、投与中や投与後にも末梢ルート刺入部の腫脹や発赤、疼痛がないか、点滴速度の低下がないかを確認することが重要である。

血管外漏出時の対応

薬剤

197

本書に登場する主な略語

	略語	英語	日本語（意味）
A	ACE	angiotensin converting enzyme	アンギオテンシン変換酵素
	ADC	antibody-drug conjugate	抗体薬物複合体
	ADL	activities of daily living	日常生活動作
	AFP	α-fetoprotein	α-フェトプロテイン
	AKI	acute kidney injury	急性腎障害
	Alb	albumin	アルブミン
	APD	automated peritoneal dialysis	自動腹膜透析
	APTT	activated partial thromboplastin time	活性化部分トロンボプラスチン時間
	AVF	arteriovenous fistula	自己血管使用皮下動静脈瘻
	AVG	arteriovenous graft	人工血管使用皮下動静脈瘻
B	BCG	bacille de calmette et guerin	カルメット・ゲラン結核菌
	BUN	blood urea nitrogen	尿素窒素
C	CAPD	continuous ambulatory peritoneal dialysis	連続（持続）携行式腹膜透析
	Ccr	creatinine clearance	クレアチニンクリアランス
	CD	clostridium difficile	クロストリジウム・ディフィシル
	CG	cystography	膀胱造影
	CHDF	continuous hemodiafiltration	持続的血液濾過透析
	CKD	chronic kidney disease	慢性腎臓病
	CMV	cytomegalovirus	サイトメガロウイルス
	Cr	creatinine	血清クレアチニン
	CRP	c-reactive protein	C反応性タンパク
	CRPC	castration-resistant prostate cancer	去勢抵抗性前立腺がん
	CTR	cardiothoracic ratio	心胸郭比

略語	英語	日本語（意味）
D D-Bil	direct bilirubin	直接ビリルビン
D-D	d-dimer	Dダイマー
DIC	disseminated intravascular coagulation	播種性血管内凝固症候群
DVT	deep venous (vein) thrombosis	深部静脈血栓症
E ECUM	extracorporeal ultrafiltration method	体外限外濾過法
eGFR	estimated glomerular filtration rate	推算糸球体濾過量
EPO	erythropoietin	エリスロポエチン
ESWL	extracorporeal shock wave lithotripsy	体外衝撃波砕石術
F FN	febrile neutropenia	発熱性好中球減少症
FPS	face pain scale	表情尺度スケール
FSGS	focal segmental glomerulosclerosis	巣状分節性糸球体硬化症
G G-CSF	granulocyte colony stimulating factor	顆粒球コロニー刺激因子
GFR	glomerular filtration rate	糸球体濾過量
H H^+	hydron	ヒドロン（水素イオン）
Hb	hemoglobin	ヘモグロビン（血色素）
HbA1c	hemoglobin A1c	ヘモグロビンエーワンシー
HBV	hepatitis B virus	B型肝炎ウイルス
hCG	human chorionic gonadotropin	ヒト絨毛性性腺刺激ホルモン
HCO_3^-	hydrogencarbonate	重炭酸イオン
HCV	hepatitis C virus	C型肝炎ウイルス
HDF	hemodiafiltration	血液濾過透析
HDL	high density lipoprotein	高密度リポタンパク
HF	hemofiltration	血液濾過

略語	英語	日本語（意味）
	HIF-PH	hypoxia inducible factor-prolyl hydroxylase	低酸素誘導因子 - プロリン水酸化酵素
	HT	hematocrit	ヘマトクリット
	HUS	hemolytic uremic syndrome	溶血性尿毒症症候群
I	IgA	Immunoglobulin A	免疫グロブリンA
	IMRT	intensity-modulated radiation therapy	強度変調放射線治療
	irAE	immune-related adverse events	免疫関連有害事象
K	KUB	kidney ureter bladder	腎尿管膀胱部単純撮影
L	LDH	lactate dehydrogenase	乳酸脱水素酵素
	LDL	low density lipoprotein	低比重リポタンパク
	LSC	laparoscopic sacrocolpopexy	腹腔鏡下仙骨腟固定術
M	MCNS	minimal change nephrotic syndrome	微小変化型ネフローゼ症候群
	MN	membranous nephropathy	膜性腎症
	MPGN	membranoproliferative glomerulonephritis	膜性増殖性糸球体腎炎
N	Neut	neutrophil	好中球
	NRS	numeric rating scale	数値的評価スケール
	NSAIDs	non-steroidal anti-inflammatory drugs	非ステロイド抗炎症薬
P	PAC	plasma aldosterone concentration	血漿アルドステロン濃度
	PD	peritoneal dialysis	腹膜透析
	PET	peritoneal equilibration test	腹膜平衡試験
	pH	potential of the hydrogen ion concentration	水素イオン濃度
	PLT	platelet	血小板
	PNL	percutaneous nephrolithotripsy	経皮的腎砕石術
	PRA	plasma renin activity	血漿レニン活性

略語	英語	日本語（意味）
PSA	prostate specific antigen	前立腺特異抗原
PTA	percutaneous transluminal angioplasty	経皮的経管血管形成術
PTE	pulmonary thromboembolism	肺血栓塞栓症
PT-INR	prothrombin time-international normalized ratio	プロトロンビン時間国際標準化比
PTRA	percutaneous transluminal renal angioplasty	経皮経管的腎動脈形成術
R RA	renin-angiotensin	レニン-アンジオテンシン
RARC	robot-assisted radical cystectomy	ロボット支援膀胱全摘除術
RARP	robotic-assisted laparoscopic radical prostatectomy	ロボット支援腹腔鏡下前立腺全摘除術
RBC	red blood cell	赤血球
RFA	radiofrequency ablation	ラジオ波焼灼術
RP	retrograde pyelography	逆行性腎盂造影法
RRT	renal replacement therapy	腎代替療法
RTA	renal tubular acidosis	尿細管性アシドーシス
S SDM	shared decision making	共同意思決定
SLE	systemic lupus erythematosus	全身性エリテマトーデス
SpO₂	oxygen saturation of peripheral artery	末梢動脈血酸素飽和度
SSI	surgical site infections	手術部位感染
SUI	stress urinary incontinence	腹圧性尿失禁
T T-Bil	total bilirubin	総ビリルビン
TCC	tunneled cuffed catheter	カフ付皮下トンネル型カテーテル
TG	triglyceride	中性脂肪、トリグリセリド
TMA	thrombotic microangiopathy	血栓性微小血管症
TOT	trans-obturator tape	経閉鎖孔テープ

略語	英語	日本語（意味）
TP	total protein	総タンパク
TTP	thrombotic thrombocytopenic purpura	血栓性血小板減少性紫斑病
TUL	transurethral lithotripsy	経尿道的腎尿管砕石術
TUR-BT	transurethral resection of the bladder tumor	経尿道的膀胱腫瘍切除術
TUR-P	transurethral resection of the prostate	経尿道的前立腺切除術
TVM	tension-free vaginal mesh	経腟メッシュ手術
TVT	tension-free vaginal tape	TVT手術
U UA	uric acid	尿酸
UFM	uroflowmetry	尿流測定、ウロフロメトリー
UUI	urgency incontinence	切迫性尿失禁
V VAS	visual analogue scale	視覚的評価尺度
W WBC	white blood cell	白血球
γ γ-GTP	gamma-glutamyl transpeptidase	γ-グルタミル・トランスペプチダーゼ
5 5-ALA	5-amino levulinic acid	5-アミノレブリン酸

文献

1) 土谷健監修：透析の種類と仕組み ―透析のいろいろを知ろう．腎臓病と透析，ADPKD.JP，大塚製薬，東京，2019.
https://adpkd.jp/yomoyama/vol04_02.html（2024.4.10.アクセス）

2) 日本メジフィジックス：前立腺がん治療法あれこれ ―密封小線源治療法とは？― Q&A PART2.
https://www.nmp.co.jp/seed/pamphlet/0302.html（2024.4.10.アクセス）

3) 江藤正俊監修：BCG膀胱内注入療法後，最初の排尿をご自宅でされる方へ．日本化薬，東京，2019.

4) 繪本正憲，西山博之，習田明裕，他編：ナーシング・グラフィカEX 疾患と看護（8） 腎/泌尿器/内分泌・代謝．メディカ出版，大阪，2020.

5) ヒース雪，渡邊千登世：尿検査．西﨑祐史，渡邊千登世編，ケアに生かす検査値ガイド第2版．照林社，東京，2018：7.

6) 日本臨床検査医学会編：基準範囲・臨床判断値．臨床検査のガイドラインJSLM2021，2021：18.
https://www.jslm.org/books/guideline/2021/GL2021_04.pdf（2024.4.10.アクセス）

7) 医療情報科学研究所編：病気がみえるvol.8 腎・泌尿器 第3版．メディックメディア，東京，2019.

8) 道又元裕監：見てわかる 腎・泌尿器ケア．照林社，東京，2015.

9) 森西可菜子：糖尿病性腎症．任和子編著，老年 看護過程，照林社，東京，2023：76.

10) 日本腎臓学会，日本透析医学会，日本移植学会，他：腎不全 治療選択とその実際（2023年版），2023：11-12.
https://jsn.or.jp/jsn_new/iryou/kaiin/free/primers/pdf/2023allpage.pdf（2024.4.10.アクセス）

11) 友雅司：透析ケア2017年夏季増刊 病態生理から合併症までまるっとわかる！ 腎臓・透析療法・透析患者の体イラスト図鑑．メディカ出版，大阪，2017.

12) 国立がん研究センター中央病院，東病院監修：がんの解説 精巣がんの病気について．
https://www.ncc.go.jp/jp/information/knowledge/Testicular/003/index.html（2024.4.10.アクセス）

13) 藤本かおり編：褥瘡・ストーマ・排泄・スキンケアナースポケットブック．学研メディカル秀潤社，東京，2021.

14) 倉田順子，片山育子，河村光子：ホップ・ステップ・パーフェクト!ストーマケアはじめてBOOK．メディカ出版，大阪，2022.

15) 松木孝和編：まるごとわかる 尿路カテーテル・ストーマ管理 極．南山堂，東京，2023.

16) 松岡祐貴：尿道カテーテル2way・3way．松木孝和編：まるごとわかる 尿路カテーテル・ストーマ管理 極．南山堂，東京，2023.

17) 近石昌子：間欠導尿用カテーテル．松木孝和編：まるごとわかる 尿路カテーテル・ストーマ管理 極．南山堂，東京，2023.

18) 池端良紀，北村寛：11膀胱注入療法．泌尿器Care＆Cure Uro-Lo 2018年1号．メディカ出版，大阪，2018.

19) 寒野徹：02尿管ステント挿入・交換．泌尿器Care＆Cure Uro-Lo 2018年1号．メディカ出版，大阪，2018.

20) 日本泌尿器科学会：日本泌尿器科用語集 第5版小改訂，2023.
https://www.urol.or.jp/other/glossary.html（2024.4.10.アクセス）

21) 日本泌尿器科学会，日本尿路結石症学会，日本泌尿器内視鏡・ロボティクス学会編：尿路結石症診療ガイドライン．医学図書出版，東京，2023.

Cocco mina 腎・泌尿器

コッコ　ミーナ　じん　ひにょうき

2024 年 5 月 29 日　第 1 版第 1 刷発行	編　著　香川大学医学部附属病院 　　　　看護部
	発行者　有賀　洋文
	発行所　株式会社　照林社
	〒 112-0002
	東京都文京区小石川 2 丁目 3-23
	電　話　03-3815-4921（編集）
	03-5689-7377（営業）
	https://www.shorinsha.co.jp/
	印刷所　共同印刷株式会社

●本書に掲載された著作物（記事・写真・イラスト等）の翻訳・複写・転載・データベースへの取り込み、および送信に関する許諾権は、照林社が保有します。

●本書の無断複写は、著作権法上の例外を除き禁じられています。本書を複写される場合は、事前に許諾を受けてください。また、本書をスキャンして PDF 化するなどの電子化は、私的使用に限り著作権法上認められていますが、代行業者等の第三者による電子データ化および書籍化は、いかなる場合も認められていません。

●万一、落丁・乱丁などの不良品がございましたら、「制作部」あてにお送りください。送料小社負担にて良品とお取り替えいたします（制作部☎0120-87-1174）。

検印省略（定価は表紙に表示してあります）
ISBN978-4-7965-2615-9
©Kagawadaigakuigakubufuzokubyoin kangobu/2024/Printed in Japan

主な検査値一覧

*検査の方法や施設により基準値が異なる場合があります。

項目	基準値
WBC(白血球)	3,300〜8,600/μL
RBC(赤血球)	男性435万〜555万/μL 女性386万〜492万/μL
Hb(ヘモグロビン)	男性13.7〜16.8g/dL 女性11.6〜14.8g/dL
CRP(C反応性タンパク)	0.14mg/dL以下
TP(総タンパク)	6.6〜8.1g/dL
Alb(アルブミン)	4.1〜5.1g/dL
K(カリウム)	3.6〜4.8mEq/L
Na(ナトリウム)	138〜145mEq/L
Ca(カルシウム)	8.8〜10.1mg/dL
P(リン)	2.7〜4.6mg/dL
HDL-C(HDLコレステロール)	男性38〜90mg/dL 女性48〜103mg/dL
LDL-C(LDLコレステロール)	65〜163mg/dL
GLU(血糖)	73〜109mg/dL
HbA1c(ヘモグロビンA1c)	4.9〜6.0%
PLT(血小板)	158〜348×10^3/μL
BUN(尿素窒素)	8.0〜22.0mg/dL
Ccr(クレアチニンクリアランス)	男性:78.1〜133.3mL/分/1.73m^2 女性:64.9〜114.3mL/分/1.73m^2
eGFR(推算糸球体濾過量)	60mL/分/1.73m^{2}以上
UA(尿酸)	2.1〜7.0mg/dL